临床介入诊疗

李长海 ◎ 著

吉林科学技术出版社

图书在版编目（CIP）数据

临床介入诊疗 / 李长海著. -- 长春 :吉林科学技
术出版社, 2019.5
ISBN 978-7-5578-5538-3

Ⅰ. ①临… Ⅱ. ①李… Ⅲ. ①介入性治疗 Ⅳ.
①R459.9

中国版本图书馆CIP数据核字(2019)第113946号

临床介入诊疗
LINCHUANG JIERU ZHENLIAO

出 版 人　李　梁
责任编辑　李　征　李红梅
书籍装帧　山东道克图文快印有限公司
封面设计　山东道克图文快印有限公司
开　　本　787mm × 1092mm　1/16
字　　数　208千字
印　　张　9
印　　数　3000册
版　　次　2019年5月第1版
印　　次　2019年5月第1次印刷

出　　版　吉林科学技术出版社
发　　行　吉林科学技术出版社
地　　址　长春市福祉大路5788号出版集团A座
邮　　编　130000
发行部电话/传真　0431-81629529　　81629530　　81629531
　　　　　　　　　　81629532　　81629533　　81629534
储运部电话　0431-86059116
编辑部电话　0431-81629508
网　　址　http://www.jlstp.net
印　　刷　山东道克图文快印有限公司

书　　号　ISBN 978-7-5578-5538-3
定　　价　98.00元

前　言

随着介入放射学的发展成熟,介入治疗已成为一些疾病的首选治疗措施,从事介入专业的工作人员也在临床实践中不断学习和进步,逐渐向专科化、规范化发展。现在不仅在大型医院有介入手术室和介入专科病房,有条件的县级医院也在组建介入手术室和介入病房。

本书共六章,系统介绍了介入治疗的发展、介入护理人员的要求、介入人员的放射性防护、介入手术室的管理、介入手术术中管理、介入手术室急救、头颈部疾病介入治疗内容。本书适用于从事介入专业护理人员阅读,也可作为广大护理人员的继续教育教材和介入专业进修医生和医学生的学习参考书。

由于时间仓促,编者水平有限,难免存在瑕疵与不足,敬请读者谅解,并恳切地希望给予批评和指正!

编　者

目 录

第一章　绪论

第一节　介入放射学的历史与发展

介入放射学一词始于 20 世纪 60 年代。1967 年美国学者 Margulis 把在 X 线监视下引导治疗器械至病变处进行非外科手术治疗,称为"侵入性诊断放射学"。1976 年 Wallace 首先使用"介入放射学"这一术语称谓这门崭新的学科,以后逐渐为医学界所接受。它是以影像诊断为基础,在医学影像设备监视导向下,经过微小的切口,利用穿刺针、导管和其他介入器械达到诊断或治疗目的的医疗手段的总称。早期由于导向设备、介入器械和材料等的限制,该学科曾一度发展缓慢。20 世纪 70 年代以来,尤其是近十年,随着超声(USG)、计算机断层成像(CT)、磁共振成像(MRI)和数字减影血管造影(DSA)等影像导向设备的不断更新,介入器械和材料日益完善,这门新兴学科得到了飞速发展;其对疾病诊断和治疗的范围越来越广泛,几乎涉及人体各部位的组织器官。介入放射学涉及材料学、生物物理学、解剖学、组织学、细胞生物学、分子生物学、病理学、药物学和临床各学科,是一门多学科交叉、融合的边缘学科。介入放射学对疾病诊疗实现少(微)创化、闭合化和数字化,使其成为与内科、外科并列的三大医学技术之一。

一、介入放射学发展简史

1895 年 Haschek 首次在截肢体上做动脉造影尝试。

1896 年 Morton 开始做尸体动脉造影的研究。由于当时没有在活体上使用的造影剂,这类研究一直徘徊在尸体上,直到 1910 年 Franck 和 Alwens 才成功地将造影剂注射到活狗及活兔的动脉内。1923 年,血管造影才应用于人类。而栓塞治疗则始于 1904 年 Dawbam 将凡士林和蜡制成的栓子注入颈外动脉,进行肿瘤手术切除前栓塞。

1923 年,德国的 Berberich 经皮穿刺将溴化锶水溶液注入人体血管内造影成功。同年,法国的 Sicard 和 Forestier 用含碘罂子油作静脉注射造影也获得成功。

1924 年美国的 Brooks 用 50% 的碘化钠成功地做了第一例动脉造影。

1927 年 Moniz 用直接穿刺法做颈动脉造影获得成功。继之 Nuvoli 经前胸穿刺做胸主动脉造影,随后又经后胸壁和左心室穿刺做心血管造影,虽取得一定的成功,但因为危险性大而未能推广。尔后 Cactellanos、rob、Steinberg 等先后采用了经前臂注射造影剂做心脏和大血管造影的所谓"血管造影术"并得到推广。但因当时的造影剂浓度低,成功率仅有 75% 左右。

1928 年 Dos Santos 采用长针经皮腰部穿刺作腹主动脉造影成功,将血管造影技术又向前推进了一步,而且至今仍有人在沿用。同年 Forsmann 从自己的上臂静脉将导尿管插入右心房,首创了心导管造影术,并因此荣膺诺贝尔奖。

1930 年 gamey brooke 在手术中用肌肉栓塞颈内动脉海绵窦瘘成功。

1941 年，Farinas 采用股动脉切开插管作腹主动脉造影，但并发症较多。

1951 年，Peirce 通过套管做经皮置管术。同年，berman 用手术暴露颈动脉和肱动脉的方法做选择性内脏动脉置管造影术，并作为化疗药物推注的途径。直到 1953 年 Seldinger 首创了经皮股动脉穿刺、钢丝引导插管的动、静脉造影法，由于此法操作简便，容易掌握，对病人损伤小，不需结扎修补血管，因而很快被广泛应用。3 年后，edman、marino、Tillnader 等改进了导管头的弯度，开创了腹腔内脏动脉选择性插管造影术的先河。

1964 年，Dotter 经导管作肢体动脉造影时，意外地将导管插过了狭窄的动脉，使狭窄的血管得到了扩张，改善了肢体的血液循环，取得了治疗效果。在这种启示下，他利用同轴导管开创了经皮血管成形技术。

1965 年，Sano 用导管法成功地栓塞了先天性动-静脉畸形。

1967 年，postman 采用经腹股沟、两支针穿刺、插入特制的导管进行栓塞的方法，栓塞未闭的动脉导管，取得了令人惊叹的成功。同年，Baum 和 Nusbaum 经导管灌注血管升压素治疗消化道出血取得成功，接着又开展了血管栓塞术治疗出血。

1968 年 newton 用栓塞血管的方法治疗脊柱血管瘤获得满意效果。

1974 年 Gruntzig 发明了双腔带囊导管用以做腔内血管成形术，较之 Dotter 的同轴导管又先进了一步。3 年后他又用这种导管成功地为一例病人在清醒状态下做了冠状动脉成形术。

1983 年，Dotter 和 carg 分别报道了用镍钛合金丝制成热记忆合金内支架的实验结果，标志着内支架的系统研究进入了一个新纪元。

1984 年，Mass 报道了使用金属不锈钢圈制成的自扩式双螺旋形内支架。

1985 年，Wright 和 Palmaz 分别报道了用不锈钢丝制成的自扩式 Z 形内支架和由不锈钢丝编织成的球囊扩张式网状管形内支架，次年改进为一种超薄壁无缝钢管式内支架。

1987 年以后，Sigwart、Rousseau、Strecker 和 robin 等相继报道了一些新的内支架。随着内支架材料、形态、投递技术的研究，其种类不断增多，应用范围越来越广。

1988 年，Richter 等成功地实现了经颈静脉肝内门体静脉分流术（简称 TIPSS 术）治疗严重门脉高压的临床应用。

1991 年，Parodi 首次用直形内支架行腔内隔绝术治疗腹主动脉瘤获得成功。

二、介入放射学的应用和国内外现状

介入放射学作为一门年轻的学科，近年来随着材料、工艺及生物技术的发展，在许多临床领域取得了巨大的进步，使临床诊断及治疗技术更趋于微创、快速、安全及有效。其应用范围遍及各个临床学科，使许多以前临床认为难以处理的病变得以明确诊断并得到有效的治疗，尤其在心、脑血管、外周血管、肿瘤等领域取得了飞速的进展，许多先进的治疗方法逐步应用于临床。

（一）介入放射学分类

介入放射学发展至今，已逐渐分为不同亚学科。

1.按系统分类

可分为介入心脏学;神经介入放射学;胃肠介入放射学等。

2.按目的分类

分为诊断性介入放射技术;治疗性介入放射技术。

3.按操作方式分类

可分为血管内介入治疗;非血管介入治疗。

(二)介入放射学应用

目前,在临床上多采用血管性介入和非血管性介入的大致分类法。

1.血管介入技术

血管介入技术是采用 Seldinger 技术经皮穿刺血管,沿血管路将导管选择性地插入靶血管,实施介入诊疗的一种技术。

(1)Seldinger 穿刺法:Seldinger 穿刺法是 1953 年 Seldinger 首先采用的经皮穿刺血管插管技术,取代了以前直接穿刺血管造影或切开暴露血管插管造影的方法。该穿刺插管方法操作简便、安全、并发症少,很快得到广泛应用。

Seldinger 穿刺法的基本操作是:以带针芯的穿刺针经皮肤、皮下组织穿透血管前、后壁,退出针芯,缓慢向后退针鞘,退至有血液从穿刺针尾端喷出(静脉血是缓慢溢出)时,即插入导丝,退出穿刺针,再沿导丝插入导管,并将导管插至靶血管,进行造影或介入治疗。

(2)改良 Seldinger 穿刺法:1974 年,Driscoll 对 Seldinger 穿刺法进行了改良。他以不带针芯的穿刺针直接经皮穿刺血管,当针尖穿透血管前壁,进入血管腔;当有血液从针尾喷出时,即停止进针,不再穿透血管后壁,然后插入导丝、导管。改良穿刺法因不穿破血管后壁,发生血肿等并发症的机会就更少,所以被愈来愈多的人采用。

(3)早期的血管介入技术采用普通 X 线导向设备,20 世纪 80 年代以来随着 DSA 的应用及导管技术和栓塞材料的不断更新,该项技术得到快速发展。常用的技术有:①诊断性动、静脉造影术;②各部位的局部溶栓和血栓摘除术;③心血管腔内异物取出术;④出血性血管畸形、动脉瘤、静脉曲张的栓塞术;⑤肿瘤的化学性栓塞术;⑥导管灌注技术;⑦血管成形术及改良术(动脉粥样斑块旋切术、激光血管成形术和血管内支架成形术);⑧经皮心脏瓣膜成形术(如经皮二尖瓣球囊成形术);⑨经皮穿刺建立血管间分流道(如经皮经肝门-腔静脉分流术)。

2.非血管介入技术

非血管介入技术包括影像技术导引的经皮穿刺活检和介入性治疗。早在 20 世纪 80 年代就有经皮穿刺活检的报道,但却局限于表浅部位病变,采用的是盲穿法。随着 X 线透视技术的发展,尤其是 70 年代以来 USG、X-CT、MRI 等影像设备在临床上的应用,非血管介入技术得到长足的发展。

(1)I临床常用技术有:①胆道、泌尿道引流及内支架置入术;②食管狭窄扩张及内支架置入术;③鼻泪管内支架置入术;④肺、纵隔、胸膜介入技术;⑤骨、关节、骨骼肌介入技术;⑥经皮椎间盘切除术;⑦经皮脓肿引流技术;⑧经皮肿瘤介入治疗技术;⑨功能性神经核团治疗性毁损术。

(2)尽管非血管介入技术几乎已能对人体各部位的组织器官实施活检和介入治疗,如颅脑、脊髓、周围神经、甲状腺、肺、纵隔、胸膜、乳腺、肝、胰、脾、肾上腺、肾、前列腺、骨骼、骨骼肌和淋巴结等;但目前临床上对该技术仍处于认识不足阶段,有待进一步提高和开发。

(3)从操作角度来看,与血管介入技术有一条血管通路规范导管行径相比,非血管介入技术则相对较为困难。其原因可能有:①穿刺涉及介入路径和病灶邻近区域的多种组织器官,易造成医源性损伤;②病变部位和位置多样性导致介入路径复杂、多变。

(4)无论血管性还是非血管性介入手术都符合以下特征:微创、可重复、准确定位、疗效高、见效快、并发症少,病人恢复快。

(三)介入放射学在中国发展与现状

中国介入放射学的发展具有起步晚、发展快的特点。学界一般认为是从 1979 年林贵教授发表《选择性血管造影诊断原发性肝癌》开始,并于 1981 年由贺能树与吴恩惠两位教授最早地对介入放射学进行了系统的介绍。随后,20 世纪 90 年代初,卫计委颁发《关于把一部分有条件开展介入放射学的放射科改为临床科室的通知》,以及随后三部委联合召开的"中国介入医学战略问题研讨会"上将介入放射学、介入超声学、神经介入放射学、心血管介入放射学正式统称为"介入医学",并将"介入医学"与内科、外科并列称为临床医学三大技术之一,这进一步促进了中国介入放射学的发展。在学科结构上,中国的介入放射科部分设有正规的介入病房,从工作的内容上看肿瘤介入较血管介入开展更为广泛。

20 世纪 90 年代末以来,中国介入放射学逐渐进入成熟期阶段,众多医院均建立起由介入医师独立管理的病区,是否拥有介入科也一直作为三级甲等医院考评的重要指标。除此之外,一些发达地区的地县级医院,乃至乡镇医院也积极创造条件,开展介入放射诊疗技术。进入21 世纪以来,介入放射学会及全国各地区专家学者不断努力,通过举办学术交流会议、举办介入讲学班、著书立说等多种形式,使得我国介入放射学发展呈现新格局,凡是国际先进的介入诊疗技术均已在国内开展。同时,姜卫剑教授及其团队开展的基底动脉内支架技术、滕皋军教授及其团队研发的粒子支架,以及其他介入专家学者首创的介入手术和应用技术,目前已经具有国际领先水平,使得中国介入放射学发展呈现新的飞跃。但是,介入放射学在各地区、各医院之间的开展状况并不平衡,仪器设备和专业人员的技术素质参差不齐,一些适宜介入放射治疗的病种未得到合理治疗,中国介入放射学的发展空间仍很大。为此,从事介入放射工作的医务人员在自身专业素质的完善和提高的同时,也要解放思想,紧跟国际先进介入诊疗技术,加大宣传,让更多的病人从介入放射学中获益,努力打造微创介入这一新学科。

(四)从国际上看,介入放射学已达到了一个相对稳定的高水平阶段

据估计,美国过去 10~20 年来约 30% 原本需外科手术治疗的病变或疾病,现为微创或少创的介入治疗所取代。当前,颈动脉内支架置放术,已逐步取代内膜剥脱术;经皮腔内带膜支架腔内隔绝术,已成为主动脉瘤或夹层治疗的首选技术;而肝动脉栓塞、化疗术则公认为不能手术肝癌的首选治疗手段;PTA、支架植入术已成为各类血管狭窄的主要治疗手段;气管支架和胃肠道支架的应用解决了部分临床难题。尽管支架植入后有再狭窄的可能性,但介入技术仍不失为现阶段临床处理相关病症的最佳选择,许多技术已成为临床日常处理的必要手段。

介入技术可以实现机体内器官和组织水平的靶向性,在此基础上与新兴的基因治疗、干细胞治疗等治疗方法结合可以更大程度地实现细胞水平和分子水平的靶向性治疗。介入放射学以其微创、准确和安全的特点显现出旺盛的生命力和广阔的发展空间。

第二节　介入放射科护理工作任务和护士素质

一、中国介入治疗护理的发展现状及特点

(一)中国介入治疗护理的发展现状

中国介入放射学研究和应用始于20世纪70年代后期。随着介入诊疗器械的不断改进和创新、介入诊疗手段的不断完善和扩充、介入医生手术操作的不断规范和提高,介入放射学的临床应用日益广泛和深入,诊疗效果日益确切和提高,深受临床医生和病人的信赖和欢迎,逐渐成为一门独立的临床专业学科。介入治疗护理工作也随之产生和发展起来。

介入医学涉及众多的医学学科,对从业人员提出了很高的要求。护理学在自身的不断发展中与介入医学密切结合,形成了自己的特色。目前中国的介入护理工作由介入手术室护理和介入治疗临床护理工作两部分组成。介入手术室工作围绕介入手术而开展,由专职护士承担。介入治疗的临床护理初期是由接受介入治疗的病人分散在相应科室的护理人员承担,护理工作处于不断摸索阶段,缺乏专业性和系统性。自卫计委医政司1990年4月发出《关于将具备一定条件的放射科改为临床科室的通知》以来,一部分有条件的大医院,相继开设了介入放射科病房,使介入治疗的临床护理逐渐向专业化、系统化、规范化发展,介入护理也逐渐向专科化发展,有利于病人合理治疗和系统观察,使介入治疗更好地发挥其优势作用。随着从事介入护理专业人员的不断增加,各省市先后成立了介入护理专业学组。在2014年6月长沙举办的第十一届中国介入放射学学术大会上,中华医学会放射学分会介入学组第一届介入护理专业委员会正式成立,会上由主任委员、湖南省人民医院秦月兰副院长主持召开了第一次委员会议,确定了委员会今后的工作目标和方向主要是制订全国性的介入护理指南规范、推进介入护理的高等教育。这些组织的成立不仅为从事介入放射的护理人员提供了学习和交流的平台,更预示着中国的介入护理将进入一个规范化发展的时代!

(二)目前我国介入护理有以下特点

1.介入护理知识涉及面广

由于介入放射学的应用范围涉及多个临床学科,同时还在不断地变化和发展,因此在工作中护理人员除了需要不断学习和熟悉本专科的知识外,还需学习和掌握心理护理、肿瘤护理、疼痛护理、用药护理、专科检查护理、康复护理、急救护理等多种护理知识。

2.术前准备专业性强

病人术前要做双侧腹股沟区备皮及碘过敏试验、各种介入器械的准备、选配及消毒工作以及对放射线的防护用具的检查和保养,这些器械的准备工作不同于外科手术器械的准备。

3.术中护理全面细致

有各种介入器械的配置、用药的护理(包括镇痛药、降压药、解痉药、化疗药等),介入手术中危急情况的抢救护理、介入治疗潜在副反应的观察和防治措施的建立以及对医护人员和病人放射线的防护等。

4.术后护理内容多、护理技术专业性强

包括穿刺点和穿刺侧肢体护理、术后副反应和并发症的观察和护理、各种管道护理、病人和家属的健康教育、肿瘤病人护理、康复护理等,这些都要求护士在对介入治疗的技术和相关知识有较深的了解和掌握的基础上才能完成,也使介入护理形成了自己的专业特点。

5.在介入护理过程应以人为本

随处体现对病人的人文关怀尤为重要,作为一门新兴学科,大多数病人对介入治疗过程不了解,术前往往有焦虑和恐惧心理,因此护士应在术前做好病人的心理护理,向病人讲解介入治疗的优点,治疗方法及疗效等,解除病人的紧张心理。

6.其他

介入治疗急危症病人多,如各种大出血、无尿等临床急症病人、介入病房收治的主动脉夹层病人、各种晚期肿瘤病人,病情都很危急。要求护士在工作中必须观察细致、反应迅速、处理得当,以保证病人及时的救治和护理。

二、介入科护理工作任务

(1)实施介入手术室的护理管理和各种介入诊疗手术的术中配合。

(2)研究和实施介入治疗病人的整体护理方法,促进病人康复,提高生活质量。

(3)探索介入病房的科学管理和护理人员培训模式,促进介入病房良性发展。

(4)广泛宣传介入治疗的方法、健康教育知识,促进介入放射学的普及和发展。

(5)探索和总结介入护理知识,不断提高理论和实践水平,更好的服务临床。

三、介入科护士应具备的素质

护士素质是指从事护理专业的护士应具备的基本条件,即护士所应具备的特有的职业素质,对职业的态度和职业行为规范;它是通过不断培养、教育、自我修养和锻炼而获得的一系列思想品质、文化科学知识、业务能力、心理品质等内在因素的综合。护士素质的好坏直接对病人的治疗和康复起重要作用。介入科护士应具备的基本素质是:

(一)思想素质

1.热爱护理工作,具有崇高的职业奉献精神

护理工作是高尚的,同时也是十分艰辛的。每时每刻,包括节假日,都有大量的护士坚守在自己的工作岗位上,用自己的辛勤劳动,帮助病人解决病痛,使其尽快恢复健康,这是护理工作的重要特点。尤其是介入手术室的专职护士在较长时间内连续或间断地受到超剂量电离辐射,可造成皮肤、性腺、骨髓等组织辐射生物效应。因此,护士只有具备崇高的职业奉献精神,才能忠诚于护理专业,热爱介入护理工作,才能自觉、自愿、竭尽全力地为病人解除痛苦,设身处地地为病人着想。

2.具有高度的责任心

护理人员的职责是治病救人。如果护士在工作中疏忽大意,差错不断,不但会增加病人的痛苦,甚至会导致病人生命危险。因此,每位护士都应具有敬业精神,对工作有高度的责任心,全心全意为病人服务。

(二)身心素质

(1)护理工作既包括体力劳动,又包括脑力劳动,还要值夜班,生活没规律。目前介入科病

房收治的肝癌病人多,很多人有病毒性肝炎史,护士有被传染的可能。介入手术室的工作具有急诊病人多、节奏快、效率高的特点,护士在工作中面对超剂量电离辐射和身着沉重的防护衣、防护颈套,经常处于高度紧张和心理、身体疲劳状态。因此良好的心理、身体素质是保证介入护理工作顺利进行的前提。工作特点决定介入科护士必须有开朗的性格、坚强的意志、健康的体魄和雷厉风行的工作作风,才能胜任紧张、繁重的介入护理工作。

(2)介入治疗是医护合作的工作,也是集体智慧的结晶。介入术前的病人准备;介入术中准确传递所需的药品、器械、密切观察病人生命体征变化、危重病人的抢救;术后病人的并发症观察处理、病人健康教育等,都需具备高度团队合作意识,才能保证介入治疗顺利地完成。因此,团队合作意识是介入科护士必备的心理素质。

(3)介入科护士对病人应有高度的同情心,主动关怀体贴病人。介入科收治的肿瘤病人多,有持续、重复进行治疗的特点,病人心理负担重。护士在护理过程中要根据各人所处的情况、病情特点、文化程度选择最适宜的方式来同情、关心病人,让病人信任自己,使其更好地配合完成各项治疗和护理工作,服从工作人员的管理,安心地接受治疗,提高介入治疗的疗效。

(三)业务素质

1.全面的理论基础和娴熟的操作技术

介入放射学不仅涉及全身各系统、器官,还涉及影像、内、外、妇、儿多学科专业。介入科护士必须熟悉多专业的医疗、护理知识和操作技能,这是介入科护士应具备的综合素质之一。

2.敏锐的观察应变能力

介入科急危病人多,病情变化快,护士应有敏锐的观察及应变能力,及时发现病情变化,并采取有效抢救措施,保证病人的生命安全。

3.良好的沟通能力

护理工作是与人打交道的工作,工作中不仅要面对医生、病人、家属,还要经常与医院后勤人员沟通使病区工作能正常运转。因此,护士应具有良好的沟通能力,以利于病房的管理和工作的开展。护患沟通分为语言沟通和非语言沟通,语言沟通包括书面交流和口头交流。介入科护士应熟练掌握多种沟通形式,面向病人、家属、社会进行健康教育,宣传介入治疗的方法,扩大学科的影响,促进病人恢复健康,提高生活质量。

4.组织管理能力

组织管理能力是指为了有效地实现目标,运用各种方法,把各种力量合理地组织和有效地协调起来的能力。介入手术室、介入病房每天都有大量的工作任务要求护士在一定的时间内完成,护士必须在工作中不断学习总结管理经验,作出合理的安排将工作完成,并确保病人治疗顺利进行,使病人安全、满意,医疗设备运转良好,各项医疗质量达标。

5.科研教学能力

介入放射学是一门科学性很强的专业,且在不断地更新和发展中,护理人员应不断学习新知识、新技术来充实自己,在工作中不断地研究、探索、总结经验,提高业务能力,改进护理工作,为病人提供优质全面的服务,使病人早日康复。

第三节　介入治疗工作中的放射性防护

　　放射线技术的应用,一方面提高了诊断治疗率,另一方面由此产生的电离辐射会给医护人员造成机体损伤,如白细胞减少、不良生育结果、放射病、致癌、致畸等。我国早在 1960 年就制定了《放射性工作卫生防护规定》。放射性疾病是指因电离辐射引起的一组全身或局部性疾病。常见的放射性疾病有外照射急性放射病、外照射亚急性放射病、外照射慢性放射病、内照射慢性放射病、内照射放射病、放射复合伤、器官组织放射损伤、电离辐射诱发的恶性肿瘤、电离辐射远后效应等。介入科医护人员是在 X 线监视下进行操作的,由此导致身体各部位会受到不同程度的剂量照射,且操作过程复杂、时间长,受照剂量远大于一般的诊断 X 线检查。随着介入放射学的发展,介入诊疗中工作人员的辐射剂量和放射防护问题越来越受到各方面的关注。为了保障工作人员和病人的健康与安全,促进介入放射事业的健康发展,必须充分重视介入放射的辐射防护,预防放射性疾病的发生。从事放射介入的医护人员必须加强自我防护意识,深入了解 X 射线的危害性,掌握防护原则和具体防护措施。

一、辐射损伤

　　辐射是一定量的电离辐射作用于机体后,受照机体所产生的病理反应。

1. 辐射损伤机制

　　X 线照射生物体时,与机体细胞、组织、体液等物质相互作用,引起物质的原子或分子电离,因而可以直接破坏机体内某些大分子结构,如使蛋白分子链断裂、核糖核酸或脱氧核糖核酸断裂、破坏一些对物质代谢有重要意义的酶等,甚至可直接损伤细胞结构。另外射线可以通过电离机体内广泛存在的水分子,形成一些自由基,通过这些自由基的间接作用来损伤机体。辐射损伤的发病机制和其他疾病一样,致病因子作用于机体之后,除引起分子水平、细胞水平的变化以外,还可产生一系列的继发作用,最终导致器官水平的障碍乃至整体水平的变化,在临床上便可出现放射损伤的体征和症状。对人体细胞的损伤只限于个体本身,可引起躯体效应。对生殖细胞的损伤,则影响受照个体的后代而产生遗传效应。单个或小量细胞受到辐射损伤(主要是染色体畸变、基因突变等)可出现随机性效应。辐射使大量细胞受到破坏后即可导致非随机性效应。在辐射损伤的发展过程中,机体的应答反应则进一步起着主要作用:首先取决于神经系统的作用,特别是高级神经活动;其次是取决于体液的调节作用。由此可知,高等动物的疾病不能仅仅归结于那些简单的或孤立的细胞中所产生的过程,它包含着十分复杂的过程。

2. 慢性小剂量照射的生物效应

　　根据国际放射防护委员会的建议,辐射的生物效应可分为随机效应和非随机效应。随机效应是指发生的概率(而非严重程度)与剂量的大小有关的效应。对于这种效应不存在剂量的阈值,任何微小的剂量也可引起效应,只是发生的概率极其微小而已。在辐射防护所涉及的剂量范围内,遗传效应和致癌效应为随机效应。非随机效应的严重程度则随着剂量的变化而改变,对于这种效应可能存在着剂量的阈值。它是某些特殊组织所独有的躯体性效应,例如眼晶体的白内障、皮肤的良性损伤、骨髓内细胞的减少(从而引起造血障碍)和性细胞的损伤(可引起生育能力的损害)等。

二、血管造影室 X 线辐射防护原则

1.实践正当性

当决定为病人实施介入治疗时,首先要权衡该项治疗给病人带来的利益和危害,只有利益大于危害时才是正当的。

2.辐射防护最优化

对介入放射工作所采取的防护措施,要做到使受照剂量降到可以合理做到的尽量低的水平。

3.个人剂量限值

应该按最优化的原则将年受照射剂量降至可以合理达到的最低水平。

4.医生与病人防护兼顾

在进行介入治疗时,医生和病人都要受到射线的照射,因此既要考虑介入医生的防护,也不能忽视对病人的防护工作。

5.固有防护为主和个人防护为辅

固有防护包括 X 射线机本身的防护性能以及与其配套的介入防护装置,这也是主要的防护措施。个人防护是指由介入医护人员可以穿戴的个人防护用品。二者结合方可达到较为理想的防护效果。

三、防护措施

(一)一般性防护

1.X 线机的固有防护

X 线机的固有安全防护性能是 X 线防护的最重要环节。球管管套、遮光器应不漏射线,窗口装有铝滤过板。有用线束进入病人皮肤处的空气照射量率应小于 6R/min。特别是用床上球管透视时,X 线球管及其附件如有辐射线泄漏,工作人员及病人将受到直接辐射。

2.时间防护

是指减少受照时间。工作人员熟练操作,减少曝光次数与时间,降低透视脉冲频率,可以有效地减少辐射剂量。但在实际工作中,在满足诊断治疗需要的条件下此方法受到严重限制。

3.距离防护

是指增大与辐射源之间的距离。但介入工作的性质决定了操作人员无法远离病人和操作床,与 X 射线源的距离较近。因此采用距离防护的意义不大,在进行介入手术时焦皮距不能<35cm,以减少病人受照部位的皮肤照射量。

4.屏蔽防护

在辐射源与人体之间加入可以隔离电离辐射的物质,把电离辐射屏蔽起来。介入放射工作属于近台工作,单靠时间和距离防护是有一定限度的,所以屏蔽防护是主要的防护措施。

5.其他防护

采用高频发生器的床下管缩小照射野面积,增大球管与病人的距离,缩短增强器与病人的距离等方法均可减少辐射剂量。这些措施已得到广泛认可。

6.适宜的机房面积和良好的通风措施

机房设置足够的空间,可减少散射线的影响,通风换气,最好设有机械通风,保持每天换气4～6次。设置负离子发生器,调节正负离子平衡。定期对机房内外进行X线监测,对医务人员进行监测。

(二)工作人员防护

(1)建立培训和资格制度,对进行介入操作的人员进行技术培训,并考核通过后方可上岗。工作人员应执行防护规章制度,穿铅衣、戴铅围领和防护眼镜。随时调整遮线器,尽量缩小照射野,严禁工作人员身体任何部位进入照射野。

(2)建立个人职业健康档案。工作人员应佩戴射线剂量检测器,每月报告1次个人接触的辐射剂量,介入工作人员每年接触的定量不应超过5%,为了限制X线辐射剂量,根据介入手术室设备和防护条件,可适当限制术者的手术次数。

(3)定期进行防护检查,工作人员每月检查血常规1次,每年系统体检1次。

(4)适当增加营养,增加室外活动,避免过于劳累。合理排班,严格休假管理。

(三)病人防护

降低受检者受照射剂量是病人防护的关键,如工作人员技术熟练,选用合适合理的曝光模式,尽可能使用低的管电压、管电流和小照射野的面积,合理使用遮光装置和滤线器、采用屏蔽防护以及体位防护、用铅制品遮盖非照射野(特别应保护生殖器及胎儿)等以减少病人射线辐射量。

(四)介入防护设备及个人用品的维护

(1)保持防护设备的清洁,防护设备或用品上的污渍应及时用清水或肥皂水进行擦洗,并用75%的酒精消毒。

(2)定期检测并记录防护设备及个人用品防护效果,发现不合格应及时更换。

(3)铅衣应挂在专门的铅衣架上,不宜长时间折叠放置,以免防护材料折断而降低防护效果。

(4)铅眼镜出现"起雾"现象,用凡士林擦拭镜片可避免。

四、介入放射工作人员保健

(一)介入放射工作人员健康要求

(1)正常的呼吸、循环、消化、免疫、泌尿生殖系统以及正常的皮肤黏膜毛发、物质代谢功能等。

(2)正常的造血功能,如红系、粒系、巨核细胞系等,均在正常范围内。

例如外周血:

男:血红蛋白120～160g/L,红细胞数$(4.0～5.5)×10^{12}$/L;

女:血红蛋白110～150g/L,红细胞数$(3.5～5.0)×10^{12}$/L;

就业前:白细胞总数$(4.5～10)×10^9$/L,血小板数$(110～300)×10^9$/L;

就业后:白细胞总数$(4.0～11.0)×10^9$/L,血小板数$(90～300)×10^9$/L。

(3)正常的神经系统功能、精神状态和稳定的情绪。

(4)正常的视觉、听觉、嗅觉和触觉,以及正常的语言表达和书写能力。

(5)外周血淋巴细胞染色体畸变率和微核率正常。

(6)精液常规检查正常。

(二)健康管理

(1)准备参加放射工作的人员必须进行体检,不合格者不得从事放射工作。

(2)定期体检。受照射剂量接近年最大允许剂量水平者,每年体检 1 次;低于年最大允许剂量的 30%者,每 2～3 年体检 1 次。有特殊不适者应及时体检。

(三)定期体检项目

(1)内科检查:心、肝、脾、肺脏,询问自觉症状如头晕、乏力、记忆力减退、食欲欠佳、牙龈出血等。

(2)实验室检查红细胞、白细胞总数、血红蛋白、血小板计数;染色体畸变;外周血淋巴细胞微核测定。

(3)皮肤检查:皮肤干燥、粗糙状况及甲纵脊、带状色甲、角化过度、皲裂、疣状突出物状况。

(4)眼晶状体检查。

(四)营养保健

(1)补充质优量足的蛋白质,以抵抗射线对蛋白质的破坏。可使机体处于蛋白质营养的良好状态,从而及时补充了损害的蛋白质,增强了机体对射线的抵抗力。

(2)补充富含维生素的食物,尤其是维生素 B_1、B_2、维生素 A 和维生素 C,如此,可以抵抗射线对体内酶系统的破坏,稳定酶系统的功能。同时,当射线损伤造血系统而发生贫血时,维生素 B12 和叶酸的供给也是十分重要的。

(3)压缩食物中的脂肪含量,提高脂肪中不饱和脂肪酸的比例。应以植物油为主,适当限制动物油。同时,常吃海带、紫菜等含碘丰富的食物,以保护甲状腺功能。

(4)多食有防护效果的食物如蛋、乳类、肝、瘦肉、大豆及制品、卷心菜、胡萝卜、海带、紫菜、柑橘及茶叶、香菇等食物。

(5)饮食合理烹调,符合营养原则。

第二章 介入手术室的管理

第一节 介入手术室布局

介入治疗是指在医学影像设备的监控导向下,经皮或经腔插入各种介入器械进行各种微创性诊断及治疗的技术。介入手术是有创性操作,因此介入手术室的整体布局除了要符合手术室的无菌要求外,还要有适合医学影像设备工作的环境。

一、介入手术室的选址

介入手术室的选址既要方便病人的检查和治疗,又要考虑周围环境的安全。一般可设在建筑物底层的一端或单独设置,并要靠近各临床科室。

二、介入手术室的整体布局

介入手术室的合理布局的原则是符合功能流程、洁污分开的要求,严格按照《医院洁净手术部建筑技术规范》及医院感染的管理要求区分限制区(洁净区)、半限制区(半污染区)与非限制区(污染区),且污染区应远离洁净区。各区域之间以门或画线区分,分界清楚,标志明显。

限制区包括手术间、无菌物品储存间。

半限制区包括办公室、库房、更衣室、控制室、洗手间、敷料器械准备间。

非限制区包括候诊室、污物处理间。

非限制区应设在人口处,与限制区、半限制区有门隔离。没有病人检查治疗时,此门可以锁闭。工作人员及进修生学生不得随便进入限制区和半限制区,以利于介入手术室的无菌及管理。更衣室设在非限制区,男女分设,更衣后可直接进入限制区和半限制区。卫生间设在更衣室内,远离机房、控制室、计算机室,有利于保持机房的湿度在正常范围内。

三、各主要功能间的配置

1.造影机房的室内布局及主要配备

为了减少 X 线散射线对手术人员的影响,造影机房应宽敞,面积为 $50\sim60\text{m}^2$。足够大的空间面积,不但有利于操作和病人进出,还可以降低室内 X 线散射量。机房内仅放置必备的设备,如血管造影诊断床、手术器械台、壁柜(内放无菌器械包)、急救车(放置急救药品、物品)、氧气、吸引器、心电血氧监护仪、吊式无影灯、吊式铅屏、高压注射器、温湿度计等。

2.洗手间

专供手术者洗手用,设在两个机房之间,手术者洗手后直接进入机房。洗手间装备有洗手池、冷热感应水龙头或脚踏开关、电子钟、无菌干手纸或感应吹干机。

3.无菌物品库房

应设在紧靠机房的限制区内,各种导管、导丝及介入治疗用的诸多器材按有效期顺序放置在柜内,保持清洁干燥整齐,使之规范化,并由专人负责保管,便于检查,物账相符。室内装有紫外线灯管,定期消毒。库房保持温度 22～25℃;湿度 40%～60%,每日由专人记录,必要时进行除湿、调温处理。

4.污物处理间

设在污染区,用于复用的医疗器械初步处理和使用过的一次医用耗材暂时存放。

5.计算机机房

必须保持低温干燥,除维修人员外,其他人员不得入内。

6.控制室

控制室与机房仅一墙之隔,墙中间装有铅玻璃,便于控制室人员与手术者的配合。控制室内装有系统控制台.室内配有温湿度计。

四、室内各部分的设计要求

1.墙壁

应防辐射、隔音、光滑、易清洁、不散发或吸附尘粒、抗化学消毒剂腐蚀。颜色以淡蓝色、淡绿色为宜。墙角呈弧形,便于清洗。电源插座、开关、观片灯、药品柜应嵌入墙内。

2.地面

介入室设有专用地沟电缆,应采用密实、光滑、耐磨、耐清洗、耐腐蚀的材料建造,一般为水磨石、大理石材料制成。

3.门

应宽大、两面开启、具有防辐射功能、无门槛,便于平车出进。

4.走廊

宽度应不少于 2.5m,便于平车运送及避免来往人员碰撞。

第二节　介入手术室感染管理

医院感染是病人入院时既不存在、也不处于潜伏期,而在医院内发生的感染,包括在医院内获得而于出院后发病的感染。它是一个世界性问题,已经引起了各国医学界的普遍重视。医院感染的预防涉及医院各个部门,贯穿于医院工作的各个环节。介入手术室是医院感染管理的一个重要部门,担负着治疗病人和抢救危重病人的任务。介入手术同外科手术一样,需要有严格的无菌技术操作和消毒隔离管理,而介入手术人员大部分为放射科及内科医生,他们多数未经严格的外科无菌技术操作训练。而且,介入放射治疗在国内起步较晚,其人员、物品、消毒隔离等管理还未形成像外科手术室那样完整的管理体系。因此,为了控制手术感染,应建立一套健全的介入手术室科学管理制度和管理系统,以确保手术的安全,防止感染发生。

一、手术感染病原体的来源

1.手术室工作人员

手术室工作人员是医院感染的重要传染源。手术人员的手因刷手及消毒不彻底而携带的暂住菌、呼出的飞沫、脱落的皮肤鳞屑均为重要菌源。

2.病人自身

手术部位邻近的感染灶所带有的细菌污染了术者的手套、无菌器械等。

3.手术室空气

空气污染是手术中外源性细菌定植的重要来源。

4.医疗器械

使用已过期的一次性医疗器械、潮湿的无菌包,以及化学灭菌剂有效浓度不达标或已被污染。

二、手术感染的危险因素

手术感染的发生,受多种危险因素的影响,可分为四类:

(1)参与手术的医生、护士、技术人员无菌观念不强,术中未遵守无菌原则导致物品器械污染。

(2)手术操作时间越长,感染率越高。

(3)老年人生理功能减退,婴幼儿免疫功能尚未成熟,易发生感染。

(4)恶性肿瘤、糖尿病等病人免疫力低易发生感染。

三、控制感染的对策

结合介入手术室工作性质和特点应从以下几个方面管理,切实做到控制病原体的来源、切断传播途径、保护易感人群,以达到控制手术感染的目的。

(一)建立健全医院与介入手术室感染管理组织

(1)介入手术室成立感染管理小组,小组成员由科主任、1名医生、护士长和1名护士组成。

(2)组织本科室预防、控制医院感染知识的培训。

(3)对医院感染病例及感染环节进行监测,采取有效措施,降低本科室医院感染发病率;发现有医院感染流行趋势时,及时报告医院感染管理科,并积极协助调查。

(4)感染兼职监控护士每月定期进行医院感染环境卫生学监测。监测指标包括空气微生物、物体表面微生物、医务人员手、消毒液、医疗器材等的微生物培养。每月对检测结果认真分析,找出问题,及时采取改进措施。

(5)督促本科室人员执行无菌操作技术、消毒隔离制度和手卫生规范。

(6)督促本科医师提高选用抗菌药物前相关标本的送检率,根据细菌培养和药敏试验结果和抗菌药物的特点、临床疗效、细菌耐药、不良反应等,按照抗菌药物非限制使用、限制使用、特殊使用三类分级管理原则,合理使用抗菌药物。

(7)督促本科医师在科室发生医院散发感染病例应及时填写《医院感染报告卡》。科室发生感染流行趋势、感染暴发、特殊病原体或新发病原体时,立即向科主任及医院感染管理科报告,并积极配合医院感染管理科做好调查和采取控制措施。

(8)做好本科室医务人员职业暴露与职业防护,及时填报本科室医务人员职业暴露报告卡、登记表及职业暴露后处理。做好本科室医务人员职业暴露与职业防护,及时填报本科室医务人员职业暴露报告卡、登记表及职业暴露后处理。

(9)做好对保洁员、陪护、进修生、实习生的培训和医院感染管理。

(二)建立健全规章制度并严格落实

根据中华人民共和国卫生行业标准卫计委2012年4月5日发布的《医疗机构消毒技术规范》(WS/T367-2012)制定了一套介入手术室规章制度(工作制度、参观制度、消毒隔离制度、无菌操作规范、洗手制度等)。加强制度的落实是控制感染的关键,要求全体医务人员熟练掌握,并定期进行考核,以达到感染预防规范化和管理制度化。

(三)学习医院感染知识,提高预防感染的意识

定期组织医护人员学习医院感染的专业知识,请医院感染专家对全体医护人员进行医院感染相关法律法规、医院感染管理相关工作规范和标准的培训。在全面普及医院感染知识的同时,加强对监控人员的业务培训工作,定期送护士长、监测员外出学习新的医院感染知识。训练与提高护士的业务水平与无菌观念,使其认识到手术室无菌质量管理的重要性。

(四)手术室空气控制感染对策

(1)介入手术室的环境类别为Ⅱ类,细菌含量标准空气为≤4.0CFU/15min,直径9cm平皿。层流式空气净化是介入手术室最理想的空气消毒方法,若无此条件也可采用循环风紫外线空气消毒器进行空气消毒,此种消毒器由高强度紫外线灯和过滤系统组成,可以有效地滤除空气中的尘埃,并可将进入消毒器的空气中的微生物杀死,消毒环境中臭氧浓度低于0.2mg/m³,对人安全,可在有人的房间内进行消毒,尤其适用于术中消毒。

(2)手术室内物品摆放整齐,保持清洁无灰尘、无血迹,术前应将术中所需物品尽量准备齐全,手术开始后尽量减少手术间人员走动,避免灰尘悬浮。每周清洁空调过滤板一次,每月做空气培养一次,菌落数应控制≤4.0CFU/15min,直径9cm平皿以下。

(五)手术物品控制感染对策

(1)使用后的手术器械的清洗、消毒、灭菌及灭菌后的存放,均应严格按照卫计委颁布的《医疗机构消毒技术规范》要求进行操作。

(2)所有需要消毒或灭菌后重复使用的诊疗器械、器具和物品,包括外来医疗器械,由医院消毒中心集中管理,进行回收、集中清洗、消毒、灭菌和供应。所有手术器械、物品原则上能用压力蒸气灭菌,首选压力蒸气灭菌,无菌手术包、器械包放于专用无菌柜内,防止潮湿与污染,标签置于明显处,按灭菌有效期先后顺序放置及使用,专人管理,每天定期检查。

(3)无菌包在使用前,应严格核对包布外的指示胶带与放于包中心的指示卡变色是否均匀一致,是否达到灭菌要求。

(4)对于不耐高温、不耐湿的物品首选环氧乙烷灭菌,此类器械、导管应充分消毒、洗刷,并用高压水枪冲洗干净,细腔导管用气枪吹干管腔内的水分,选用环氧乙烷气体易于穿透的材料妥善包装,用化学指示剂和生物指示剂对灭菌效果进行严格监测。

(5)物体表面平均菌落数≤5.0CFU/cm²。高度危险性医疗器材应无菌;中度危险性医疗器材的菌落总数应≤20CFU/件(CFU/g 或 CFU/100cm²),不得检出致病性微生物;低度危险性医疗器材的菌落总数应≤200CFU/件(CFU/g 或 CFU/100cm²),不得检出致病性微生物。

(六)手术人员手的控制感染对策

(1)外科手消毒是控制介入手术感染的重要措施。应根据卫计委《医疗机构消毒技术规范》中的规定制定统一的刷手程序,并严格执行。

(2)护士负责进修、实习人员的刷手带教,及时纠正手术人员不正确的刷手习惯。

(3)定期对医护人员进行手卫生知识培训及考核,每月监测医护人员手指带菌情况,使其菌落数控制在 5 CFU/cm² 以下。

(七)术中无菌操作管理

无菌技术是介入手术室感染控制中的关键环节。

(1)手术人员发现或被指出违反无菌技术操作规程时,必须马上纠正。

(2)病人术前 1 天应沐浴更衣,对介入手术可能的穿刺部位(如双侧腹股沟区)要反复清洗干净,并保持清洁。术前不要常规去除手术切口及其周围的毛发;确需去除时,宜手术当日剪毛,不应剃毛。

(3)术者脐平面以下区域为有菌区,手和器械不可放到该平面以下。

(4)传递器械时,手臂不可抬得过高,也不可在术者背后传递器械。

(5)术中用过的手术器械要及时擦净血迹,以减少细菌繁殖,及时更换擦拭器械的纱垫。

(6)对无菌手术台上方的影像增强器和铅屏风均应罩以无菌机套,摄片定位时手术区加铺无菌单,严防无菌区污染。

(7)手术人员交换位置时,应离开手术床背靠背交换;手术人员暂离机房时应注意保持手套、手术衣的无菌,一旦污染,立即更换。

(8)长期植入人体的支架、弹簧圈、聚乙烯醇、吸收性明胶海绵、引流管,应在使用前再打开包装,避免长时间暴露在空气中被细菌污染。手术人员接触植入物,进行植入操作时要更换手套,并清洗手套上的滑石粉,安放过程中防止植入物被污染。

(9)严格限制手术室内人员数,参观者通过摄像系统观看手术。

(八)感染手术的管理

(1)介入手术室应设感染性手术间,无条件时应遵循先做无菌手术,后做感染手术的原则。

(2)隔离病人手术通知单上应注明感染情况,对于 HBsAg 阳性、HIV 阳性或其他传染病者,做好登记,手术中尽可能用一次性用品。

(3)对于气性坏疽病人介入手术应采取以下措施:

1)伤口:3%过氧化氢溶液冲洗。

2)诊疗器械:应先消毒,后清洗,再灭菌。用 1000～2000mg/L 含氯消毒剂浸泡 30～45 分钟,有明显污染时用 5000～10000mg/L 含氯消毒剂浸泡大于等于 60 分钟。

3)物体、环境表面:用 1000mg/L 含氯消毒剂擦拭。

4)终末消毒:3%过氧化氢按照 20mL/m³ 气容胶喷雾。湿度要求 70%～90%,密闭 24 小时。

5)织物:床单、被子、衣物等,专包密封,标识清晰,压力蒸气灭菌后再清洗。

(4)感染性手术术毕地面、墙壁(2～2.5m 高度)、物体表面、手术床、灯等用含氯消毒液喷洒或擦拭,一次性导管浸泡消毒后毁形,所有医疗废物用双层黄色医用垃圾袋密闭包装后送医用垃圾站统一焚烧处理,途中绝对密封,严防污物外溢,术后手术器械双消毒后送供应室灭菌。

(九)一次性使用医疗用品的管理,应采用一次性使用医疗用品可以有效地控制医源性感染

(1)一次性使用无菌医用品必须应当严格审查生产企业和经营企业的《医疗器械生产企业许可证》《医疗器械经营企业许可证》或《医疗器械产品注册证》。由医院器械部门统一集中采购,使用科室不得自行购入。

(2)使用前应核对产品名称、型号规格、制造厂名、无菌有效期等,如有过期、破损、不配套、字迹模糊不清等均不可使用。

(3)由专人负责建立登记账册,记录生产厂家,供货单位,产品名称,数量、规格、单价、产品批号、消毒或灭菌日期、失效期、出厂日期、卫生许可证号,供需双方经办人姓名等。

(4)一次性使用无菌医疗用品应专柜存放,距应距地面高度 20～25cm,离墙 5～10cm,距天花板 50cm,柜内清洁干燥。库房保持温度 22～25℃;湿度 40％～60％,每日进行空气消毒,必要时进行除湿、调温处理,并记录。

(5)一次性使用介入耗材使用后,均需要登记在册,包括病人信息(病区、床号、姓名、住院号)、耗材信息(品名、规格、数量)及执行护士的签名。必须进行消毒毁形,并按规定进行无害化处理,禁止重复使用和回流市场。

(6)使用时若发生热源反应、感染或其他异常情况,必须及时留取样本送检,按规定详细记录,报告医院感染管理科,药剂科和仪器科。

(7)医院发现不合格产品或质量可疑产品时,应立即停止使用,并及时报告当地药品监督管理部门,不得自行做退换货处理。

(8)医院感染管理科应履行对一次性使用介入耗材的采购、管理和回收处理的监督检查职责。

(十)接送病人的平车应定期消毒,车轮应每次清洁,车上物品保持清洁。接送隔离病人的平车应专车专用,用后严格消毒

(十一)定期监测化学消毒剂的浓度,定期更换消毒液,确保有效消毒浓度

(1)灭菌剂、皮肤黏膜消毒剂应使用符合《中华人民共和国药典》的纯化水或无菌水配制,其他消毒剂的配制用水应符合 GB5749 要求。

(2)使用中消毒液的有效浓度应符合使用要求;连续使用的消毒液每天使用前应进行有效浓度的监测。

(3)灭菌用消毒液的菌落总数应为 OCFU/ml;皮肤黏膜消毒液的菌落总数应符合相应标准要求;其他使用中消毒液的菌落总数应≤100CFU/ml,不得检出致病性微生物。

(十二)介入手术后医疗废物管理

执行 2003 年 6 月 4 日中华人民共和国国务院令第 380 号《医疗废物管理条例》和 2003 年 8 月 14 日医疗卫生机构医疗废物管理办法(卫计委令第 36 号)。

(1)医疗废物按照类别分置于专用容器内,不得与生活垃圾混放;科室及时做好医疗废物的封口、交接、登记工作;运送人员按照规定的时间和路线运送到暂时贮存地点,禁止转让、买卖医疗废物。

(2)对于介入手术后一般性废弃物(如一次性无菌物品的包装袋等),若未被体液、血液污染,置入黑色垃圾袋中,做一般性处理。

(3)对于需要终末处理的医疗废弃物

1)医疗卫生机构和医疗废物集中处置单位,应当对医疗废物进行登记,登记内容应当包括医疗废物的来源、种类、重量或者数量、交接时间、处置方法、最终去向以及经办人签名等项目。登记资料至少保存3年。

2)不具备集中处置医疗废物条件的农村,医疗卫生机构应当按照县级人民政府卫生行政主管部门、环境保护行政主管部门的要求,自行就地处置其产生的医疗废物。自行处置医疗废物的,应当符合下列基本要求:①使用后的一次性医疗器具和容易致人损伤的医疗废物,应当消毒并作毁形处理;②能够焚烧的,应当及时焚烧;③不能焚烧的,消毒后集中填埋。

3)对于锐利器械废弃物,如一次性注射针头、动脉穿刺针、手术刀片、玻璃类锐利废弃物,放人利器盒。放置时利器盒不能超过容量的2/3。每日由专人收集按医疗废弃物进行统一终末处理。

第三节　介入手术主要设备

为了保证介入手术的顺利进行,介入手术室内应具备心血管造影机、高压注射器、移动式超声仪、CT 等设备。

一、数字减影血管造影设备

自 20 世纪 80 年代数字减影血管造影(DSA)技术应用以来,人们逐渐从过去的连续透视、随机点片、快速换片机、胶片电影等烦琐、复杂的成像手段中摆脱出来,而运用现今的数字透视、数字电影、DSA 等先进技术,使血管造影室从单一的放射科诊断室逐步走向设备完善的、管理严格的介入手术室。

(一)DSA 血管造影机

现代 DSA 血管造影机是介入手术不可缺的设备,它通常由 X 线系统及计算机系统组成。

1.X 线系统的特点

高质量的图像质量必须有高性能的 X 线机,才能使病人得到准确、彻底的治疗,因此高性能的 X 线机必须具备以下特点:

(1)大功率:在进行介入手术时,必须进行反复、多次的连续曝光,这就要求 X 线机短时间内多次曝光,能长时间连续摄影,X 线控制精度高,具有脉冲透视功能,透视和电影摄影时有稳定的自动曝光装置,从而获得满意的 X 线影像。现多采用 1200mA 以上、150kV 的 X 线机。

(2)X 线球管的容量大,焦点小:为了得到满意的心血管造影图像,在满足容量的条件下,X 线管的焦点越小,半影小、影像锐利度越高;但是焦点过小时,最大输出能力下降,X 线管功率受到限制。因此,应根据不同选择适宜的 X 线管或选择多焦点 X 线管。比较理想的是选择

3 焦点的 X 线管(一般微焦点 0.3mm、小焦点 0.6mm、大焦点 1.0～1.2mm)。

(3)高压发生器发出的电压要平稳:为保证每幅图像质量一致,除各照射参数一致外,还要保证具有较高的恒定的 kV 值。

(4)曝光的时间短:心血管造影要求在 1 秒以内连续多次到几十次曝光,每次曝光时间很短。尽管使用极短时间的脉冲 X 线,但由于需要使用大管电流并进行较长时间摄影,因此需要使用大功率 X 线管。

(5)大热容量 X 线管:电影摄影时,X 线管负荷包括摄影和透视两种工作状态产生的负荷,属于反复蓄积的混合负荷,因此需要使用大热容量 X 线管。DSA 摄影时,由于需要重复和长时间曝光,最大阳极热容量必须要达到 1hu 以上,现今一般要求不小于 1.5hu,新一代球管可达 2.3hu。

2.X 线系统

主要包括 X 线球管、图像探测器、高压发生器、控制台、机架,导管床等。

(1)X 线球管:主要是产生 X 线的地方,必须具备大功率(50～150kW),高热容量,小焦点(0.3～1.2mm)的旋转 X 线球管,才能产生高千伏、短脉冲的 X 线,能获得每秒 50 帧上的优质图像。

(2)光栅及滤过板:控制光栅可以限制 X 线的照射野以减少散射线,而过滤板可有效消除软射线,提高 X 线质量。两者都可以限制低能量 X 线的产生,减少灰雾形成,同时降低医患双方的辐射剂量。

(3)高压发生器:为保证输出电压的稳定,目前均采用逆变器方式的 X 线高压发生装置,其工作原理是:将 50Hz 的工频电流经整流、滤波后变换为恒定直流电;用逆变器将直流电变换为几十 kHz(现有 200kHz 的)的高频交流电;将高频交流电送至高压变压器初级,在次级感应出成一定比例的高压交流电,经高压整流和倍压变成直流高压,通过高压电缆施加到 X 线管两端。高频交流电频率越高则高压脉动率越小,X 线有效能量越高。

(4)图像探测器:DSA 设备中所使用的图像获取探测器目前主要有影像增强＋TV 摄像机和平板探测器两种,后者即将完全取代前者。影像增强与 TV 摄像成像链主要由影像增强器、TV 摄像机及光学显示系统组成,其作用是将 X 线转换成电视信号。

(5)平板探测器:目前在 DSA 设备中所使用的数字平板探测器主要是非晶硒平板探测器(a-Se FPD)和非晶硅平板探测器(a-Si FPD),目前以非晶硅数字平板探测器多见。

(6)X 线控制台:它能控制 X 线机的开关、焦点大小的选择及调节各种技术参数。

(7)机架:机架的作用是固定 X 线管组件、探测器,满足各种投射角度。特点是多轴、等中心、移动速度快并稳定、多种投射角度预设存取。机架种类或形式比较多,主要有落地式、悬吊式、双向式、一体化式四种。

(8)导管床:导管床的作用主要是 X 线透视、摄影时承载被检者以及医师进行手术的手术台。导管床主要有通用导管床、步进式导管床、可倾斜导管床、手术室多用途导管床四种。

(9)高分辨监视器:一般操作室及控制室各 1～2 台,用于对获取图像及处理图像的监视,现今多采用液晶显示器(LCD)。通常医用液晶显示器尺寸为 14 英寸、15 英寸、17 英寸、19 英寸、21 英寸、23 英寸等。

3.计算机系统

(1)计算机控制台:控制及协调造影各步骤的完成,并能调取各种数字技术的应用、数字图像的调整及后期处理。

(2)计算机:它是将电视摄像机获取的模拟信号转化为数字信号,经过高速运算,放大调整而获得高质量的数字图像,并完成对数字图像的处理、存储、重放及传输。这是数字图像的优势所在。

(3)模/数转换器(D/A):它是将电视摄像机获取的模拟信号转化为二进制数字并通过计算机中央处理器对其进行运算处理,来获得数字信号。可进行无损耗的放大后处理、传输及储存。

(4)数/模转换器(A/D):它是将处理后的数字信号再转换成模拟信号,以不同灰阶点阵组成供诊断用的视频影像。

(5)中央处理器(CPU):它是整个设备的核心,其作用是处理系统中数字的逻辑运算,并发出指令进行各个程序的运算。高性能的DSA系统有处理速度很快的CPU。

(6)存储器(硬盘):它是用来存储DSA系统的程序和数据的。一般分为主存储器和辅存储器。当主存储器不够或出现故障时,辅存储器则进行补充和替换,以完成正常工作。

(7)键盘:它是操作人员与机器联系的桥梁。通过它,操作人员可将病人的一般资料输入计算机,并通过它调用各种程序及对图像进行处理。

4.常用DSA成像方式

(1)静脉DSA:凡经静脉注射对比剂行DSA检查,称为静脉DSA。此法又分为两种,即显示静脉本身的造影和经静脉注射对比剂显示动脉的造影。前者为静脉DSA,后者为间接法动脉DSA。

(2)动脉DSA:动脉DSA应用广泛,对比剂直接注入兴趣区动脉或近兴趣区动脉处,对比剂稀释较轻微,对比剂团块不需要长时间的传输与涂布,使用对比剂浓度低,并在注射参数上有许多灵活。同时影像重叠少,成像质量高,成像时受病人的影响小,辐射剂量也低。

(3)动态DSA:在成像过程中,球管、人体和探测器在规律的运动情况下,获得DSA图像的方式,称之为动态DSA。常见的有旋转DSA、步进式DSA、C臂锥形束CT和3D介入导航技术。

(4)脉冲减影:脉冲方式为每秒进行数帧摄影,采用间隙X线脉冲曝光,持续时间在几毫秒到几百毫秒之间,得到一系列连续的减影图像。脉冲方式以一连串单一曝光为特点,射线剂量强,所获得的图像质量比较好,是一种普遍采用的方式。

(5)心电图触发脉冲减影:心电图触发X线脉冲与固定频率工作方式不同,它与大血管的搏动节律相匹配,以保证系列中所有的图像与其节律同相位,释放曝光的时间点是变化的,以便掌握最小的心血管运动时机。此方法用于心脏和冠脉的DSA检查。

5.DSA图像处理与后处理

DSA图像处理包括窗口技术、再蒙片、像素移位、图像的合成或积分、匹配滤过与递推滤过、对数放大与线性放大、补偿滤过、界标与感兴趣处理等。

(1)再蒙片:再蒙片是重新确定Mask像,是对病人自主运动造成减影对错位的后处理方式。通过观察造影的系列图像,在原始的图像中任选一帧图像作为蒙片与其他图像相减以形成理想的减影图像。

(2)像素移位:像素移位是通过计算机内推法消除移动伪影的技术。主要用于消除病人位移引起的减影像中的匹配不良。

(3)图像的合成或积分:在 DSA 检查的序列曝光中,可采集十几帧或几十帧的影像检查的序列曝光中,可采集十几帧或几十帧的影像,而作为减影的仅为其中的一对或几对。若将多帧 Mask 像积分,并作一个负数加权,若含对比剂的帧幅积分,并作一个正数加权,将经积分或加权后的影像进行减影,则可得到积分后的减影像,经减影后得到的一副低噪声减影像。

(4)补偿滤过:补偿滤过是在 X 线管与病人之间放置的附加衰减材料,在视野内选择性的衰减特定的幅度。DSA 检查过程中,为达到理想的减影效果,必须调整成像部位的 X 线衰减范围与 DSA 系统的动态范围相吻合,以免产生饱和状伪影。

(5)界标与感兴趣区的处理:界标技术主要是为 DSA 的减影图像提供一个解剖学标志,对病变区域血管准确的解剖定位,为疾病诊断或外科手术做参考。感兴趣区处理有多样,主要有动态感兴趣区域处理等。

(6)图像后处理:图像后处理包括三维重组技术、最大密度投影技术、容积再现技术、仿真内镜技术、图像融合、伪彩技术、3D 手术导航技术等。

(二)高压注射器

高压注射器的应用可以保证在较短的时间内按一定的压力、流率将所需的造影剂集中注入病人的心血管内,高浓度地充盈受检查部位,以摄取对比度较高的影像。造影过程中,高压注射器能与 X 线机曝光相匹配,从而提高摄影的准确性和成功率。现代高压器多由微机控制,它具有小型化、控制精度高、运行稳定、操作智能化等优点。

1.高压注射器的主要结构和功能

(1)多轴运动注射头:它将一定浓度的造影剂抽吸入注射筒(一次性),由微机检测出筒内造影剂的总量,并将其加热至体温,其多轴系统可配合导管头的位置作方向运动,以保证造影的顺利进行。

(2)控制台:它是高压注射器的中枢,所有的注射参数及程序由其控制。

(3)移动支架:其方法可有天顶悬吊式、导管床站立式及落地式三种。可根据使用者习惯及房间结构来选择其一。通常落地式较为方便实用。

2.注射参数

要想获得满意的造影图像则必须根据导管头所在的位置、导管的直径、病变大小和血流运行时间来选择合适的参数。其常用的参数有:

(1)延迟时间:根据病变需要,控制造影剂注入体内的时机,可分为曝光延时和注射延时两种方式。

(2)每次注射剂量:即每一次造影时所注入的造影剂量,不可与总量相混。一般以毫升(ml)为单位。

(3)注射流率:注射流率是指单位时间内注入导管的造影剂量,通常以 ml/s 来表示。每次设定的注射流率为实质注射流率的上限值,即实际注射量不一定达到设定值,但可限制其流率进一步提高,起到保护作用。

(4)注射压力:注射压力是指造影剂以某种特定的流速到达血管时单位面积所需的压力。每次设定的注射压力为上限值,可起到一定的保护作用,通常以 PSI(每平方英寸磅)来表示。

(三)质量保证体系

DSA 系统是大型精密仪器,对其保养、使用及管理的好坏将直接影响检查结果及治疗的效果。

1.影响 DSA 图像质量的因素

DSA 图像质量的影响因素可发生在 DSA 成像链的全过程,如设备结构、成像方式、操作技术、造影方法和病人本身等方面。

(1)X 线部分:包括机器的容量,摄影条件的选用,焦点的选择曝光率的大小等。

(2)机械部分:导管床与球管在图像采集过程中的配合情况。

(3)高压注射器的性能及与造影相的配合情况。

(4)图像的采集速度、数字化转换中信号的丢失程度。

(5)图像采集质量:包括影像增强器及电视摄影机性能,图像存储装置(如磁盘、磁带、录像机)及多幅照相机,激光照相机的性能,或者干式打印机的性能等。

(6)后处理的性能:如蒙片重建、像素移位等。

(7)检查方式的选择:如采用数字电影或数字减影等。

(8)病人在造影过程中的配合情况:如嘱病人屏气等。

(9)医务人员的操作情况:如导管的选择、导管是否插到靶器官等。

2.大型仪器设备及器械的管理

只有建立严格的规章制度,才能保证设备的安全运行。

(1)每年定期由检修公司对设备进行测试及保养。

(2)机房环境应常年保持温度在 20~25℃,相对湿度为 40%～70%,在南方梅雨季节应抽湿处理,以保持房间干燥。

(3)每月定期由工作人员对设备进行清洁维护、保养,特别是影像增强器及高压注射器。

(4)每天应对机房及设备进行紫外线照射、消毒,以防止感染。

(5)开机时应检查设备是否处于最佳运行状态。

(6)严格按设备操作规程进行操作。

3.DSA 检查中 X 线辐射的防护

随着社会进步及环保意识的增强人们对 X 线辐射防护越来越重视,因而在 DSA 检查中,应将 X 线辐射控制在最小范围内,以防止事故的发生。

(1)定期由环境监测站对机房内外进行 X 线监测并对医务人员进行剂量监测。

(2)医务人员应严格穿戴好防护衣。

(3)机房内应安装相应的防护设备。

(4)检查时应尽量缩短照射时间,缩小照射范围,减少曝光次数。

二、CT 导向下介入手术

CT 介入放射技术是经皮非血管介入技术,包括 CT 导向下经皮穿刺活检和介入性治疗。

我国 1985 年应用此新技术于临床工作。CT 可用于全身各系统介入技术的导引,凡透视、超声不能导引的部位均可用 CT 导引。CT 扫描分辨率高,对比度好,可清晰显示病变大小、外形、位置以及病变与周围结构的空间关系。

CT 导引技术可精确的确定进针点、角度和深度,避免损伤血管、神经和病变相邻的重要结构,提高介入技术的精确度和安全系数。CT 导向下介入治疗技术涉及全身各系统的多种疾病,例如脓肿与血肿的抽吸引流、囊肿的硬化剂治疗、椎间盘突出的损毁治疗、恶性肿瘤的125I 粒子组织间植入治疗、恶性肿瘤的氩氦刀治疗、恶性肿瘤的射频消融治疗、癌性疼痛的神经节阻滞治疗等。CT 引导下经皮穿刺技术因其方便、安全、快速、微创等优点,越来越多地受到临床医师的青睐,甚至成为部分疾病的首选治疗方案。

(一)CT 的发展简史

1972 年第一台 CT 机诞生,当时仅用于颅脑检查;1974 年制成全身 CT 机,检查范围扩大到胸、腹、脊柱及四肢。

第一代 CT 机采取旋转/平移方式进行扫描和收集信息,只有 1～2 个探测器,所采数据少,所需时间长,图像质量差。

第二代 CT 机将 X 线束改为扇形,探测器增至 30 个,扩大了扫描范围,增加了采集数据,图像质量有所提高。

第三代 CT 机的探测器激增至 300～800 个,并与相对的 X 线管只作旋转运动,扫描时间在 5 秒以内,伪影大为减少,图像质量明显提高。

第四代 CT 机探测器增加到 1000～2400 个,并环状排列而固定不动,只有 X 线管围绕病人旋转,即旋转(固定)式,扫描速度快,图像质量高。

第五代 CT 机将扫描时间缩短到 50 毫秒,解决了心脏扫描。它是由一个电子枪产生的电子束射向一个环形钨靶,环形排列的探测器收集信息。电子束 CT 尤其是对搏动的心脏可以很好地成像。

(二)目前常用 CT 设备

由于常规 CT 和电子束 CT 使用的局限性限制了它的应用,已逐渐被淘汰。目前使用较广泛是下面两种 CT。

1.传统螺旋 CT

传统螺旋 CT 是目前广泛应有的 CT,按探测器分 64 排、128 排、320 排等。

2.双源 CT

双源 CT 装配有两个球管和对应的两个探测器系统,两组采集系统呈 90°安装在机架上。双源 CT 同时使用了两个射线源和两个探测器系统,所以相对于传统螺旋 CT 来说能更快地采集图像。

(三)CT 导向下的介入手术

用于介入导向的设备,一般螺旋 CT 机型即完全可以胜任。多层螺旋 CT 扫描一次能完成多层扫描,可较完美地显示穿刺针的部位以及减少 X 线的曝射量,具有更高的使用价值。最新的实时 CT 透视扫描机可连续曝光,已开始运用于穿刺活检和介入治疗。该机具有专门的 X 线滤过装置,可减少 50%X 线曝光剂量。

1.适应证

(1)病变诊断:CT导向穿刺活检已广泛应用于颅脑、脊髓、甲状腺、胸部(包括肺、纵隔和胸壁)、腹部(包括肝、胆、胰、肾、肾上腺和腹部淋巴结)、盆腔、肌肉和骨骼等。如:①肺部孤立性或多发性结节病灶的定性诊断;②纵隔肿瘤良、恶性的鉴别;③胸膜或胸壁肿块,定性困难者;④肿瘤治疗前取得细胞学、组织学诊断,作为治疗依据。

(2)病变治疗:CT导向介入治疗具有定位准确、创伤小、疗效高、见效快、并发症少以及可重复性强等特点。目前主要用于:①肿瘤、脓肿、囊肿的介入治疗;②经皮腹腔神经丛阻滞术;③椎间盘突出症以及骨关节病变的介入性治疗;④颅内血肿抽吸术等。上述治疗方法都是通过CT导向下穿刺后注射一些治疗药物或进行手术操作来实现。

2.禁忌证

(1)临床有严重出血倾向者。

(2)一般情况差,不能耐受穿刺者。

(3)血管性病变,如动静脉畸形、动脉瘤等。

(4)病人不能保持安定或无法控制咳嗽。

(四)CT介入手术准备

1.术前医生准备

(1)全面了解病人基本情况和病情,仔细分析影像学资料和临床表现,明确介入的目的,选择介入的方法。

(2)与病人充分沟通告知手术过程和注意事项,争取病人术中配合,消除病人紧张情绪。

(3)术前签订相应手术协议及知情同意书。

(4)影像扫描一般范围要包含病灶整体,要选择合适的扫描条件,如尽量低KV、低mA,扫描间隔和层厚要适当。确定进针点及进针方向角度,对进针点进行标记;CT扫描,确定标记位置准确无误。

2.术前技师准备

(1)认真核对病人检查申请单的基本资料,主要包括病人姓名、性别、年龄和CT检查号等一般情况,确认检查病人无误。

(2)阅读现病史、主要症状、体征、既往史,实验室和其他影像学检查结果和资料,临床诊断、检查部位和目的等。如发现填写不清楚时,应与临床医生联系了解清楚后再行检查。

(3)根据临床要求的检查部位和目的制定扫描计划,向病人解释检查过程,取得病人合作,并告知病人出现异常情况时如何通过对讲系统与操作人员联系。

(4)摆位时对非检查部位的重要器官如甲状腺和性腺用专用防护用品遮盖,尤其应注意对儿童和女性病人性腺区的保护,减少不必要的辐射。

(5)确保CT机运转正常,模拟扫描无伪影。

3.术前护士准备

(1)操作间内消毒条件须满足手术室标准,检查所需设备、器材是否能正常使用。

(2)备齐术中用药器材:如利多卡因、消毒生理盐水、无水酒精、溶血素、尿激酶、吸收性明胶海绵、甲醛等以及用于处理并发症的药品;手术器材如经皮穿刺针、导丝、导管、扩张器、定位器等准备齐全。

(3)备齐各种记录文书。

4.术前病人准备

(1)做好术前检查如胸部拍片、血常规检查、凝血四项检查、肝肾功能检查、心电图检查等。

(2)除去检查部位的高密度物品,头部、颈部、胸部及四肢检查前尽量除去检查部位的金属物品。

(3)根据检查治疗部位使病人摆放一个合适的体位,这有利于病人长时间固定不动,有利于穿刺操作,有利于避开重要器官。

(4)原则上所有病人均应空腹手术,因为术中紧张情绪和麻醉用药可能诱发病人恶心、呕吐,影响手术操作。

(5)建立静脉通道,必要时使用术前用药,如镇静剂、止痛剂、解痉药等。

(6)婴幼儿应在睡眠状态下进行检查,必要时需要镇静剂。

(7)服用二甲双胍的被检者需在临床医生指导下停药两天。

(8)输液量较多、手术时间长时病人应导尿。

(五)CT介入要点

1.术前

(1)通常需要进行增强扫描。

(2)增强扫描常规要进行多期扫描,以清晰显示动静脉血管和病灶;有些病灶必要时还需延迟扫描,以进一步了解病灶范围和血供情况。

(3)扫描条件层厚<10mm,层间距5mm或者10mm。

(4)扫描方式螺旋扫描或序列扫描。

(5)对CT机型无特殊要求。多排螺旋CT成像速度快,可以进行三维重建,更有利于操作。

2.术中

(1)为穿刺的需要,通常要反复对照增强扫描图像或MRI、彩超等资料,以确定血管等重要结构。

(2)要进行常规全病灶扫描,设计穿刺层面位置、层面数、进针路线、进针角度、进针深度。

(3)扫描条件层厚5mm或10mm,层间距5mm。管电压100～120kV,管电流200～250mA。建议采用低剂量扫描方式,以减少病人辐射。

(4)扫描方式提倡用序列扫描方式而不用螺旋扫描(螺旋扫描不利于观察针尖),连续扫描。

(5)手术过程中通过CT图像随时监测有无发生并发症(如出血、气胸、血胸、肿瘤破裂等)。

(6)为观察针尖的确切位置,可连续扫描1～3层。

(7)对于胸腹部等需要屏气的部位,在穿刺或者扫描过程中要训练病人保持同一呼吸时相。

(8)建议使用Pinpoint系统和CT断层基准仪引导穿刺。

3.术后

(1)反复对照增强图像或者 MRI、彩超等资料。

(2)要进行常规全病灶扫描。

(3)扫描条件层厚 5mm 或 10mm,层间距 5mm。管电压 100～120kV,管电流 200～250mA。建议采用低剂量扫描方式,以减少病人辐射。

(4)扫描方式螺旋扫描或序列扫描。

(5)手术后通过 CT 图像继续观察有无并发症或者并发症的演变(如出血、气胸、血胸、肿瘤破裂等)。

(六)CT 介入质量控制

1.质量控制的内容

根据欧共体工作文件(EUR16262.1997.4),CT 图像质量控制的内容包括:

(1)诊断学标准:包括解剖学影像标准和物理学影像标准。解剖学影像标准满足临床要求,以解剖特征的显示程度来表述,分为"可见""显示"和"清晰显示"。物理学影像标准是通过测试进行客观评价,它依赖于 CT 设备的技术性能和所选的技术参数。

(2)成像技术条件:包括层厚、层距、视野、曝光参数、重建算法、窗技术、检查体积、机架角度等。

(3)临床及相关的性能参数:包括病人准备、检查方法、成像观察条件、激光照相等。

(4)病人辐射剂量标准:CT 是一种辐射剂量较高的影像检查设备,在不影响图像质量及诊断要求的前提下,应尽量降低辐射剂量。

2.质量控制的措施

(1)提高空间分辨率:采用高空间频率算法、大矩阵、小像素值、小焦点和增加原始数据量的采集可以提高空间分辨力。另外,采用薄层面可提高 Z 轴空间分辨力。

(2)增加密度分辨力:探测器的效率越高、X 线剂量越大,密度分辨力越高。

(3)降低噪声:X 线光子能量增加了三倍,噪声可减小一半;软组织重建算法的密度分辨力高;层厚越薄噪声越大。

(4)消除伪影:减少因被检者因素造成的运动伪影,避免因设备因素和扫描条件不当造成的伪影。

(5)减少部分容积效应:对较小的病灶尽量采用薄层扫描。

三、超声导向下介入手术

作为穿刺定位的方法,有其独特的优越性:使用方便、实时显像、对人体无辐射。特别是对于胸、腹腔积液或脓肿、腹部实质性脏器及胸膜病变、乳腺及其他体表病变的穿刺定位,有良好的监视能力。但是超声易受骨质、气体的干扰,且对操作者技术要求高,断层成像导致脏器整体观差。

四、磁共振导向下介入手术

没有放射损伤,观察范围大,但是由于设备普及率不高,专用无磁性介入器材开发程度有限,现在在临床尚未普遍开展,但是具有广阔的前景。

第四节　介入手术常用器械管理

　　介入手术室是医院重要的诊疗场所之一,工作涉及面广。随着介入医学的发展,各种新手术和微创手术的不断开展,介入手术中的器材使用量越来越大,品种越来越多,价格也越来越昂贵,器材的规格、品项、结构越来越复杂。因此介入手术中使用的器械、耗材必须采用科学的管理方法,为病人提供安全合格产品,同时为科室和医院成本核算、成本分析提供可追溯资料。

　　介入手术室内应设专门的库房存放手术器材。为确保介入手术器材产品在库存期间质量稳定,应严格按照国家相关库房管理制度进行管理。

一、介入手术室库房(二级库房)管理

　　(1)库房设施:库房要配备相应的防火、防潮、防虫、防盗等设施,如货架、灭火器、温湿度计等。库房必须有足够空间,满足存储条件。"三不靠"原则:产品存放不靠顶,不靠墙,不靠地。

　　(2)指定专职库管员负责管理,一般由护士长或专职护士承担。

　　(3)各种耗材、器械的存放要求进行分类和定位摆放。

　　(4)库房负责人在入库时必须仔细核对材料的有效期限、灭菌期限、包装情况、质地情况等,确保库存材料的完好无损。

　　(5)将库房材料的品种按名称做好醒目的标记,以方便手术时取用。

　　(6)每天对库存材料进行盘点核对,根据实际使用情况向医工科中心库房申请补充相应材料,做到财物相符。

　　(7)对出入库情况和相关使用人员,做好相关记录。

　　(8)材料的使用应严格按照"先进先出"的原则,以防过期现象发生,并做好一次性使用无菌医用耗材及植介入类医疗器械的使用登记。

　　(9)每月对库存材料进行核对,并结合月材料消耗情况,做出相应调整,确保手术的正常进行,并使库存数量最低,材料流动最快,不得积压。

　　(10)库房不许存放私人物品;非工作人员未经允许不能进入。

　　(11)做好库房的安全保卫工作,防火、防水、防盗。

　　(12)库管人员不得向外泄露材料的库存情况。

二、介入手术耗材信息化管理

(一)建立介入手术室二级库房耗材计算机管理系统

　　该系统是医院针对介入手术中使用的耗材通过录入产品条码(或二维码)对耗材的入库、使用登记、查询、计费等多项功能设计的电子化管理软件,便于管理人员操作和查询。

(二)系统的主要功能

　　1.入库

　　招标进入医院的耗材;介入科库管人员根据耗材常规使用情况制定库存基数、最低库存量,当达到最低库存量报警时通过管理系统进行向医院器械科请购,由器械科通知采购进行订货,厂商送货到器械科库房,再由介入科库管员领取验收,录入(扫)每件物品的条码(或二维

码)入库。

2.出库

手术护士记录耗材数,交医生审核后,由库管员在手术计费系统扫条码(或二维码)出库。

3.每月盘点

通过计算机每日记录使用后的耗材经审核后,生成每月出入库明细表,可盘点入库数与出库数有无出入,供库管员及时查找原因;根据耗材盘点月报表可管控每月科室成本核算、耗材使用量,便于科室控制成本和医院财务管理。

4.查询

计算机详细记录病人所用耗材的具体信息,可随时调取和查询病人信息和所用耗材的信息,实现可追溯管理,为医疗纠纷提供法律依据,可减少医疗纠纷的发生。

三、介入手术中常用器械

(一)血管性介入治疗的基本器械

血管介入治疗所用的器械种类繁多,最基本的有导管鞘组、导丝、导管和辅件四大类。护士只有熟练掌握这些器械的结构、特性和规格才能得心应手地配合医生的治疗。

1.导管鞘组

导管鞘组包括穿刺针、扩张器、短导丝、外鞘管。首先利用穿刺针穿刺血管,将短导丝通过针芯或穿刺针外套管引入血管内,根据情况采用或不采用扩张器扩张穿刺点后,将导管外鞘管沿导丝送入血管,从而建立一人工通道,有利于引导导管或其他血管内器具顺利进入血管内,从而避免对血管及周围组织的损伤,同时也便于导管的交换。通过导管鞘交换导管可以减少导丝交换的操作,特别当导管内发生凝血阻塞时,能直接拔出导管,更换新导管。

导管鞘组有不同型号,以适合不同粗细的导管。鞘管的直径编号特指其内径,这与导管的直径编号有所不同,例如:5F 的导管鞘,可以通过 5F 及以下的各种导管,这一点需要特别注意。一般导管鞘管长 7～13cm(其他长度的还包括 25cm、70cm 及 90cm 等);扩张管长 13～20cm,导丝长 30～50cm;穿刺针分薄壁穿刺针和两部件套管针(又称 Seldinger 穿刺针)。

(1)穿刺针:本章仅介绍经皮血管造影穿刺针。它是行血管造影的基础,利用它可以打开皮肤与血管的通道,其作用是将导丝引入血管,是介入治疗最基本的器械。

1)种类和结构:穿刺针分薄壁穿刺针和两部件套管针。薄壁穿刺针由两部分组成:前端由不锈钢制成,针端锐利呈斜面,针柄部分可有不同的基板,便于术者持握进行穿刺,通常用于小动脉(如桡动脉)穿刺。两部件套管(鞘)针由外套管和针芯组成,套管(鞘)有金属的,也有塑料制成,针芯由不锈钢制成,通常用于大动脉(如股动脉)穿刺。三部件套管(鞘)针由塑料外鞘和不锈钢套管针组成,套管针包括金属的套管和钝头针芯,针芯的外径与针管内径要相匹配。该种穿刺部件一般用于特殊部位穿刺,如胆道等。

2)规格:不论使用何种穿刺针,必须选择合适的规格,其长度以 cm 表示,成人以 7cm 为宜,儿童以 4cm 为宜。穿刺针的粗细以 G(GAUGE)表示,如 18G 或 20G。码数越大,管径越细(表 2-1)。

表 2-1　薄壁穿刺针的内外径

内径号(gauge)	外径			
	in	mm	in	mm
15	0.059	1.50	0.072	1.83
16	0.052	1.32	0.064	1.63
17	0.064	1.16	0.056	1.42
18	0.042	1.06	0.048	1.22
19	0.031	0.78	0.040	1.02
20	0.025	0.64	0.036	0.91
21	0.022	0.56	0.032	0.82
22	0.018	0.45	0.028	0.71
23	0.015	0.38	0.024	0.61

(2)扩张管:扩张管外形略似缩小了的直导管,较硬,不能弯曲成形。远端较尖锐,当导丝通过穿刺针进入血管后,即在导丝上套人扩张管,将此处皮肤至血管的通道略为扩张,以利导管的进入及操作。此管多系聚四氟乙烯(teflon)制造,大小亦以 F 表示,使用时应与导管匹配使用。

(3)短导丝:导管鞘组内导丝长 30~50cm,主要起将导管外鞘管引入血管的作用。

(4)外鞘管:导管鞘组内的外鞘管是一种管壁非常薄的聚四氟乙烯管状套鞘。穿刺时,外鞘管套于扩张管上沿导丝进入血管后,拔出导丝或扩张管将外鞘管留在血管内,作为导管进出或更换的通道,可减少对血管的损伤,也便于操作。外鞘管有两种类型:一类是仅在薄壁管套尾端安装一个尾座,结构简单,但血液容易渗入导管与鞘壁之间凝结。另一类是防漏外鞘套,即在管鞘的尾座接头处装有一片有裂隙的橡皮,插入导管时,橡皮紧贴鞘壁,不妨碍导管进出,而导管退出后,橡皮片可封闭接头,不使血液漏出。此外,在接头的侧壁另外连接一个塑料管及开关,可经此管注入肝素盐水,防止导管鞘壁间隙凝血,也可防止换管时血液在导管鞘内凝固。

2.导管

导管是血管造影的关键器材。导管应具有适宜的硬度、弹性、柔软性和扭力,管壁应光滑。导管材料应无毒,无抗原性,具有不透 X 线性能。常用的导管材料有聚乙烯、聚氯乙烯、聚四氟乙烯等。导管尾端标识清晰,必须与导丝、导管鞘等相匹配,与血管形态相适应。

对于介入人体的导管,具有良好的生物相容性是非常重要的,它关系到治疗的成败。导管材料的性能会影响人体对插入导管的反应,如凝血性能、细菌吸附性能以及由插入导管而带来的机体损伤等。为了解决这一问题,需对导管材料进行表面处理,以达到良好生物相容性的目的。

(1)导管结构:导管的结构由细管和尾座两部分组成。用作选择性插管,在细管壁内衬有细金属丝网的厚壁导管,可以显著提高导管的扭控性能,操控性佳、不易打结,亦称强扭力导管或网络导管,缺点是该导管硬度较大。为了改善这些缺点,现代工艺已经可以将过去较粗的支撑用金属丝改良为十分薄的编制层结构。采用该类高精度加工制作的导管,又称为编织导管,多用于神经介入微导管的制作。这类导管细管具有十分优异的柔顺性、通过性及抗折性,不易断裂,十分适合用于脑血管介入治疗使用。

部分用作心脏、主动脉造影的导管不含细金属丝网,称为均质导管。该类导管柔顺性佳,不易损伤血管,缺点是支持力及扭控性差。但随着导管工艺及有机材质的提高,该类导管也可以具有良好的扭控性。最后还有一类特别的导管制作工艺,称为编织导管,多用于神经介入微导管的制作。这类导管细管采用有机材料编织而成,内壁可衬有或不衬有金属丝网。该类导管均具有十分优异的柔顺性、通过性及抗折性,不易断裂,十分适合用于脑血管介入治疗使用。

(2)导管表面处理:导管用于血管内操作时,良好的抗凝血能力、通过性及抗菌性非常重要,因此不同的导管都会针对其表面进行特殊处理,比如:①抗凝血涂层(a)肝素固化(b)蛋白覆盖;②抗细菌吸附涂层;③表面润滑涂层。

(3)种类:导管的种类繁多,按用途来可划分为:

1)非选择造影导管:直型、单弯和猪尾型,多有侧孔,作主动脉、心房、心室造影。

2)选择性导管:旋转性导管带一个端孔,为选择性插管和特定分支造影而设计,远端头部有各种造型,利于各种解剖形态的分支血管的插管。按解剖部位分有:

头颈动脉导管:如 VER(椎动脉管)、Simmons 导管用于主动脉分支血管、Headhunter(猎人头导管)用于侧支动脉的直接插管、DAV(多用途导管)用于脑动脉选择性插管,也可用于颈动脉及其分支动脉插管。

冠状动脉导管:如 Judkins 导管、Amplatz 导管。

内脏动静脉导管:如 Cobra 导管(眼镜蛇导管)用于主动脉弓部以下各血管;yoshiro 导管,用于迂曲的肝动脉等。

3)超选择性造影导管:预成形超选择性导管,如 RH(肝管)、RLG(胃左导管)等;共轴超选择性导管(外导管、内导管、导丝),包括各种微导管。可通过普通造影导管或选择性导管,导管外径在 3F 以内,内腔可通过相匹配的细导丝,可进入更小一级血管分支。

4)漂浮导管:材质非常柔软,可制作成普通导管,或头端可外接可解脱球囊,或自带双腔球囊,导管尖端可随血流漂浮至靶部位。可用于血流动力学监测、AVM 或 AVF 的治疗。

5)灌注导管:为溶栓灌注设计,可通过导丝插入血栓内部。造影过程需要短时间内注射大量造影剂,灌注导管具有高压力(>1000psi)、高流量(>25ml/s)、多侧孔的特点。

6)导引导管:主要起支撑作用。导引导管为薄壁大腔的导管,前端常塑成各种形状。它经导管鞘进入血管后,在体外与血管间构成一通道,可以插入另一导管,或导入金属支架、球囊导管,或导入栓塞剂等作介入处理。

7)测量导管:为精确测量血管而设计。由于放大率和血管扭曲,从体外测量血管并不精确。

对于选择器械规格来说,精确测量血管尺寸非常重要,如胸主动脉瘤选择支架前的测量。

8)球囊导管:球囊导管由导管茎和球囊两部分组成,并分为完全孤立的两条腔道。一个腔道与普通造影导管一样,可通过导丝以引导球囊导管或注入造影剂,另一腔道则位于导管的外周,并于远端的球囊相通,通过此腔注入稀释的造影剂,使球囊膨胀。根据球囊的膨胀特性,该类导管分为顺应性球囊导管和非顺应性球囊导管。顺应性球囊无固定直径,随注入球囊液体量不断增大,压强小,主要用于封堵血管所用,不适宜用于扩张狭窄血管;非顺应性球囊有一固定直径及标准压强,膨胀后的球囊呈圆柱形,压强大,主要用于扩张狭窄血管。球囊的两端部位或中点部位一般装有金属环,能在透视下清楚显示球囊的位置。每一种球囊都具有各自的使用压强、容量、直径等指标,手术医师需根据使用环境具体选择。

(4)形状:导管尖端的形状十分复杂。根据外形,常用的有直头导管,单弯导管、双弯导管、反弯导管、反袢导管及螺旋导管等。同一形状的导管又按照不同需要而有弧度大小、管尖长短的差别。导管的尖端除了形状不同外,开孔也有端孔、侧孔和端侧孔之别,以适应不同部位的造影和引流需要。

(5)规格:血管造影导管管径一般采用法制标准 1F=0.335mm 或 0.013in。导管按需要有 2N14F 不等。成人常用 5F、6F 或 7F 的导管,儿童常用 3F、4F 或 5F 的导管。长度有 60～150cm 不等。

3.导丝

(1)导丝的作用

1)引导并支持导管通过皮下组织,经穿刺孔进入血管。

2)引导导管通过迂曲、硬化的血管。

3)加强导管的硬度,利于操纵导管。

4)作交换导管用。

5)头端柔软可减少导管对血管的损害。

6)开通部分腔道。

(2)种类:按材料分为金属导丝和超滑亲水导丝。金属导丝由内芯和外弹簧套管构成。内芯为不锈钢丝,外弹簧套管由不锈钢丝绕制成为弹簧状线圈管。导丝表面涂有肝素膜,以增强导丝表面的光滑度,减少摩擦系数。超滑亲水导丝,导丝面为一层超滑的亲水性材料,导丝内无钢圈,仅为一根金属丝,在导管内滑动时摩擦系数极低,头端几乎不会损伤血管,可做选择性插管用。按硬度,导丝又可分为软导丝、硬导丝和超硬导丝,其中,以软导丝最为常用,硬导丝和超硬导丝多为支撑或同轴交换使用。

(3)规格:导丝粗细用英寸(in)表示,直径主要包括:0.035、0.038、0.014、0.018in。成人血管造影一般用 0.035in 或 0.038in 导丝,正好与 5～7F 导管相配。导丝长度因用途而异,长度主要包括:30cm、150cm、190cm、260cm、300cm。对于导丝长度及粗细的选择,需综合考虑所用导管的内腔、导管的长度及同轴交换的需求,部分品牌的导丝尾端可根据情况自行加以或去除延长段,极大提高了手术医师的操作便利性。

(二)特殊穿刺系统

1.微创穿刺系统

如 Cook 微穿刺系统由 21G 的穿刺针、0.018in40cm 长的导丝和 4Fr10cm 长的扩张管组成,用于儿童或较细血管穿刺。

2.定向穿刺针

如 reps-100 针(COOK 经颈静脉肝内穿刺套件):包括 0.038/62.5cm 套管针针芯、5.0F 导管、14G/51.5cm 加强套管、10.0F/40cm 导入器(导引鞘)、12.0F 扩张器,用于经皮经颈肝静脉-门静脉穿刺。

(三)支架

支架是指支撑狭窄的管道或管腔以使之保持通畅的假体,目前多为医用不锈钢丝编织而成或镍钛合金管激光镌刻而成的网状结构。已广泛应用于血管及非血管性狭窄的介入治疗。

随着支撑器材的不断开发,支架的种类、结构不断更新,从最初的血管支架发展到非血管支架,前者用于治疗经皮腔内球囊成形术(PTA)治疗后效果欠佳者或用于预防 PTA 术后血管再狭窄者;后者被用于食管、胆道、尿道等腔道狭窄的治疗。

1.材料与种类

因为支架用于体内,所以要求支架必须具备无毒、理化性能稳定、具有能适应腔道弯曲的柔顺性,其中血管支架还要求具备一定的抗凝特性,具备足够的支撑力防止管腔再狭窄,而且要求操作简单并能准确置入到靶部位,防止滑脱移位等。目前用的血管支架绝大多数是金属材料制成,这是由于金属支架在体积很小时径向扩张力相对较高且不透 X 线,能满足透视观察及准确定位的要求;表面积小,并能维持结构的长期完整性。

(1)血管支架按照材质分为金属钽、医用不锈钢及镍钛合金等。金属支架应用临床治疗后取得了令人瞩目的疗效,但易导致血栓形成,再狭窄率高,造成血管壁损伤等。针对以上不足,目前已经研制开发出覆膜支架及生物材料支架等。理想的金属血管支架应与血管功能的修复时间一致,镁基合金和铁基合金可降解,且具有较好的血管支撑力,可有效地减少支架再狭窄。

(2)血管支架按照在血管内展开的方式分可分为自展式和球囊扩张式两种。前者如 Z 形支架及网眼状的支架等,其可在血管内自行扩张。后者自身无弹性,依靠球囊扩张到一定径值而贴附于血管内,并维持该径值。

(3)血管支架按照表面处理情况分可分为裸露型、涂层型和覆膜型。裸露型表面仅作抛光处理;涂层型在金属表面涂以肝素、氧化钛等物质;覆膜型即在金属支架外表覆以可降解或不可降解的聚合物薄膜。

(4)血管支架按照功能分可分为单纯支撑型支架和治疗型支架,治疗型支架包括在支架外表涂有特殊治疗作用的药物涂层或利用支架外的覆膜携带治疗物质的支架或放射性支架。

2.血管内支架的临床应用

主要用于 PTA 失败或 PTA 效果不满意的病例,是 PTA 治疗的辅助设备。临床上用血管支架治疗髂动脉、股动脉、肾动脉及大静脉的狭窄与闭塞性疾病。

3.选用原则

(1)根据病变部位:由于支架的材料、制造工艺、扩张动力及递送系统不同,应根据不同部位选用不同的支架。一般髂动脉可植入 Wallstent、Palmaz 等钛镍合金支架。

(2)根据病变血管的迂曲程度:迂曲者应选用柔顺性好的支架,如 Wallstent。

(3)根据病变血管的直径:支架的直径应是病变邻近正常动脉直径的 1~1.5 倍,是病变邻近正常静脉直径的 1.4~1.5 倍,这样可使支架既有足够的张力维持血管腔的通畅,又防止其移位。

(4)根据病变的顺应性:支架的长度应略长于病变血管,否则易形成早期再狭窄。

（5）根据病变血管的顺应性：当顺应性小时,在支架直径、长度不变的前提下,可选用粗丝、支杆多,支杆间弯曲角度大的以及二联以上的支架,以保证足够的支撑力。

（6）支架选择：由于各公司经销的支架材料、型号、规格不同,选用时一定要参阅说明书,根据病变需要选择。

(四)栓塞材料

1.定义

在介入手术中,将某种物质通过导管引入血管内,并使之阻塞以达到血流减慢或完全闭塞,从而实现治疗的目的,这类物质称为栓塞剂或栓塞物。

2.栓塞剂的特性

随着介入放射的不断发展,国内外对栓塞剂的研究都很重视,理想的栓塞剂必须具备如下特性：

（1）必须无毒,无严重生物反应。

（2）能在 X 线下显影,以利操作时观察。

（3）可制成多种规格,以适应各类粗细血管,容易通过导管注入。

（4）制造方便、价格便宜。

（5）不在体内分解,以免进入体内循环。

（6）能包含某种药物按时释放,起化疗栓塞作用。

3.栓塞剂分类、选择及应用

基于介入导管技术联合栓塞剂的使用,进行不完或完全血流阻断,可以理想地用于治疗多种疾病,包括：动脉破裂、良恶性肿瘤、血管异常交通、血管畸形等。尽管这些疾病病理基础不尽相同,但这类疾病所涉及的主要病变均与血管相关,所以针对这些病变行介入栓塞治疗的手术基础是一样的。通常乏血供的病变一般无法通过介入导管技术得到有效治疗。

术前对于病人临床疾病的判断及了解是非常重要的。这决定了术中针对病变是考虑行不完全性栓塞还是完全性栓塞;同时,对于栓塞后病人可能发生的并发症要有充分的认识。所以手术中对于栓塞材料的选择及栓塞强度的控制不仅取决于病人的基础病变,而且取决于病人耐受情况。制定栓塞手术计划中需要重点考虑一些具体问题(表 2-2)。

表 2-2　制定栓塞手术计划中需要重点考虑的问题

考虑内容	治疗计划
手术目的	减慢血流? 完全栓塞? 载药? 器官功能去势?
栓塞部位	近端栓塞? 远端栓塞? 毛细血管栓塞?
输送方式	精确释放? 血流导向栓塞? 局域性栓塞?
输送系统	微导管? 造影导管? 直接针穿刺?
血管解剖	血管入路? 主要供应动脉? 周围代偿血管情况?
周围组织	异位栓塞风险?
栓塞材料	液体栓塞剂? 颗粒栓塞剂? 血管封堵装置?
栓塞程度	病人耐受如何? 栓塞后并发症?

栓塞剂种类繁多,每种栓塞剂的物理特性、输送方式及耐久性都不尽相同,部分栓塞剂的特性汇总(表 2-3)。

表 2-3　部分栓塞剂的特性汇总

栓塞剂	物理特性	耐久性	适用血管大小	释放方式
弹簧圈	固体;阻断血流	永久	大;中;小	经导管推送或注射,部分为可控解脱型
血管塞	固体;阻断血流	永久	大;中	经导管推送,可控解脱
PVA 颗粒	固体;阻断血流	永久	小	注射
吸收性明胶海绵颗粒或吸收性明胶海绵条	固体;阻断血流	4～6 周	中;小	注射或经导管推送
自体血栓	固体;阻断血流	4～7 天	中	注射
胶和聚合物	液体转固体;阻断血流	永久	中;小	注射
碘油	液体;阻断血流	存在个体差异	小;毛细血管	注射
凝血酶	液体;诱发血栓	存在个体差异	大;中;小;毛细血管	注射
十二烷基硫酸钠和鱼肝油酸钠	液体;硬化剂	永久	中;小;毛细血管	注射
无水乙醇	液体;组织破坏	永久	大;中;小;毛细血管	注射

临床上栓塞剂的分类很多,最主要的是按其在体内是否吸收,将其分为可吸收性栓塞剂和不可吸收性栓塞剂。不可吸收的栓塞剂有时又被称为永久性栓塞剂。

(1)可吸收性栓塞剂

1)自体血凝块和自体组织:均取自于病人自身,具有易得、无菌、无抗原性、容易经导管注入、被栓塞的血管无急慢性炎症改变等优点。自体血凝块是一种短期的栓塞剂,可在 6～24 小时内被分解、消散和再吸收,从而被阻塞的血管出现再通,但通常要在 24～48 小时再通,这种不可预测性使血凝块目前较少被使用。

自体组织如肌肉、皮下组织等,其作用与自体血凝块大致相似,可栓塞颅内动静脉畸形。此类物质也可吸收,但为期很长,属长期栓塞剂。

2)吸收性明胶海绵:是一种无毒、无抗原性的蛋白胶类物质,具有取材容易、使用方便、栓塞可靠、有优良的可缩性和遇水再膨胀性等优点,目前被临床广泛应用。它通常在栓塞后 7～

21天内被吸收,属中期栓塞剂,可制成不同直径大小的颗粒状及粉末状,多用于控制各种出血、肿瘤治疗与外科手术前处理等。

(2)不可吸收性栓塞剂

1)无水乙醇:又称无水酒精,是一种良好的血管内组织坏死剂,具有取材方便、操作简单、可通过很细的导管注入、有强烈的局部作用而无严重的全身反应等优点,因而被广泛应用。使用时可将非离子造影剂溶于无水乙醇中,以便注射时可以显影有利于监视血流方向,常用于晚期肿瘤的姑息性治疗、动静脉畸形、食管静脉曲张、精索静脉曲张等病变。

2)鱼肝油酸钠:是不饱和脂肪酸钠盐,呈弱碱性(pH 7.5)。该药可使小血管血流缓慢,还可使血管内皮细胞损伤并脱落,具有较强的溶血作用和诱导血小板聚集作用,因而使用时应与造影剂混合,在透视监视下进行。鱼肝油酸钠主要用于栓塞曲张静脉、血管瘤的治疗等。

3)碘油:碘油为微黄色黏稠油状物,当它经肝动脉注射后能长期滞留于肝癌组织内,时间可达数月甚至1年以上,而在正常肝组织内数天后就消失。这一特性可使其用于各种抗癌药物的载体,使抗癌药物能以高浓度长时间贮存于肿瘤组织内缓慢释放,增强了药物的抗癌作用。临床上多用于肝肿瘤的栓塞治疗。

4)微球:微球、微粒、微囊均指直径在$50\sim200\mu m$大小的颗粒状栓塞剂,用于毛细血管或前小动脉的栓塞。其临床常用的有葡聚糖凝胶、丝裂霉素葡聚糖、顺铂微粒、真丝微粒、喜树碱微球等。

微球作为栓塞剂常有两种类型:一种是单纯微球,如葡聚糖凝胶;另一种是将抗肿瘤药物与其制成一定大小的小囊,进入肿瘤组织起到栓塞和释放抗癌药物的作用。临床上多用于肿瘤性疾病的栓塞治疗。

5)可脱离球囊:可脱离球囊构造特殊,价格昂贵,可通过特殊释放装置使其脱离导管,留置于栓塞部位,达到栓塞作用。其定位精确,大小可调以适应动脉瘤的大小。目前主要用于颅内海绵窦瘘、动脉瘤与肢体动静脉畸形等治疗。

6)不锈钢圈:系用不锈钢压制成弹簧状,其尾部或四周常系有织带状物,如涤纶、羊毛与尼龙钢丝等,能永久地栓塞较大血管,且不透X线,便于长期随访。缺点是属于近端栓塞,易建立侧支循环,对插管技术难度要求高,且价格较贵。临床上多用于肿瘤的姑息治疗与止血,对动静脉瘘栓塞效果亦好。

7)聚乙烯泡沫醇(简称PVA):是一种永久性栓塞剂。与吸收性明胶海绵相比,具有以下特点:①不被机体吸收,自身化学降解很慢,可造成血管的长期阻塞;生物相容性好,很少引起血管痉挛;②可压缩性和再膨胀性优于吸收性明胶海绵,利于较大口径血管,但摩擦系数大,易引起导管堵塞。

(3)中药和其他栓塞剂

1)白及:白及由小分子物质组成,内含薜荔果多糖。将中药白及制成很细的颗粒封装于安瓿内,使用时与造影剂相混合呈糊状从导管注入,用调节稠度的方法来控制要栓塞之不同大小的血管。

白及具有黏合作用,可机械阻塞血管。其含有的薜荔,是一种广谱抗肿瘤成分,它还具有抑制革兰阳性菌的作用。目前主要用于肿瘤的栓塞治疗。

2)鸦胆子油:常制成鸦胆子油微囊,直径在 $27\sim125\mu m$,为永久性栓塞剂。鸦胆子油对肿瘤有直接抑制作用,对骨髓造血功能有保护作用,亦有增强癌细胞周围免疫反应的趋势,含药物囊既有化疗又有栓塞作用。

3)其他:目前临床尚在实验、研究阶段的理化方法也可用于血管栓塞,如血管内电凝法,电磁栓塞及热栓塞等。

对于栓塞剂的选择必须依靠临床医生的手术经验、对于病人临床情况的了解及配套设施的可用性。下面是部分需要注意的栓塞原则(表 2-4)。

表 2-4　部分需要注意的栓塞原则

1.术前计划

2.明确病理及解剖基础

3.保持稳定、安全的导管定位

4.尽量顺血流方向栓塞

5.对于小血管尽量选择同轴微导管

6.栓塞至术前预计栓塞终点

7.尽量避免"再多来一点会更好"这种侥幸想法,因为常常会导致异位栓塞风险

8.栓塞结束后造影复查,评估栓塞情况及周围代偿侧支循环情况

9.根据栓塞情况,决定是否预防性使用抗生素(实质脏器栓塞导致梗死的建议预防性使用抗生素)

医生必须根据不同的临床情况,选择合适的栓塞剂及栓塞技术。下面是部分栓塞技术相应的栓塞剂选择(表 2-5)。

表 2-5　部分栓塞技术相应的栓塞剂选择

栓塞技术	栓塞剂选择
血管腔内闭塞	弹簧圈,血管塞,颗粒栓塞剂
化疗栓塞	碘油,药物洗脱微球
血管硬化	无水乙醇,鱼肝油酸钠
封闭血管破口	弹簧圈,血管塞

(五)辅件

1.接头开关

把开关接在导管的接头上,需要时把开关打开,可注入液体或抽出导管内的回血。通常有二通、三通及多通道开关数种。一般以二通、三通为好。做大手术如冠状动脉造影时则用多通道管开关。

2.连接管

连接管整个长度粗细一致,两头装有一公一母接头,方便导管与高压注射器的连接,以扩大操作空间,注意使用时应排除空气。

3.高压注射器针筒

高压注射器针筒容量为 150ml,将造影剂抽进针筒内放人高压注射器卡槽,通过连接管与导管连通,设置适宜的参数进行注射造影。

4.其他器械

包括 Y 阀、压力泵、加压输液袋、扭控器、压迫器、血管封堵器、取血管异物器械等。

以上介绍的穿刺针,导管,导丝等虽有各种不同的规格,但在造影检查或介入治疗时必须相互匹配,否则会造成检查偏差或出现并发症。

第五节　介入手术室管理制度

介入手术室是为病人提供介入诊断和治疗的场所,是医院的重要医技科室。出入介入手术室有病人、介入科医师、其他临床科医师、技术人员、护理人员、学生、卫生员等,人员流动量大。为保证工作有序,不但各项操作有规程,而且有一定的工作制度,才能使各种手术顺利完成。

一、介入手术室工作制度

(1)进入介入手术室的人员必须严格遵守手术室各项规章制度,服从安排,不得在室内谈笑及喧哗,按照规定路线出入。

(2)介入手术室门口应安排专人管理,负责拖鞋、手术衣、参观衣的发放,接待门诊病人,做好候诊室家属的工作。

(3)进入介入手术室的工作人员应更换手术室专用的衣、裤、鞋、帽,男女更衣室应设在非限制区,要求换清洁鞋后进入更衣室,更衣后方能进入半限制区。不得随意外出,特殊情况必须外出时应更换外出衣服和鞋子。

(4)严格控制进入手术室的人员数量,除参加手术有关人员外,其他人员未经许可不得擅自进入。

(5)严格控制手术室内人员的密度和流量,手术间内人数和人员流动必须保持最低限度,不得随意在各手术间交叉走动。

(6)手术时严肃认真,不得在手术间接听电话和从事与工作无关的事情。

(7)进入介入手术室工作人员应做好自身和病人的 X 线防护,认真贯彻执行放射性防护条例,定期监测所接受的 X 线剂量,定期体检。

二、介入手术室参观制度

(1)外院医生参观手术室,须提前与医务科联系,由医务科与手术室护士长、术者联系,同意后方可进入。

(2)进修医生、实习医生进入手术室必须手续齐全,经护士长批准方可入内。

(3)参观人员必须更换手术室专用衣、裤、鞋、帽,按照要求着装。

(4)每台手术参观人员不得超过两人。

(5)参观者必须遵守参观制度,参观指定的手术间,不得到其他手术间参观。

(6)保持室内清洁、安静,不得谈论与手术无关的事情,

(7)参观结束,将手术室专用衣、裤、鞋、帽放在指定地方。

(8)病人亲友或与手术无关人员谢绝参观。

三、介入手术室查对制度

(1)接病人时,检查病人所戴腕带上的科别、床号、姓名、性别、年龄、住院号、诊断是否与手术通知单一致。

(2)手术前护士、技术员和手术医生必须再次核对病人姓名、性别、住院号、诊断、手术部位、是否备皮、碘过敏试验结果、介入手术同意书签字情况、随带药品、胶片及术前用药等,要求准确无误。

(3)手术前、手术结束时清点台上纱布、缝针、导管、导丝及手术器械等用物,并认真详细做好记录,防止导管、导丝断裂或遗留在血管内。

(4)取血、输血前应核对病人姓名、床号、科别、性别、年龄、住院号、受血者及供血者的血型、交叉配血结果、采血日期、失效日期等,检查血袋有无破损,血浆有无浑浊,并经两人核对无误后方可输血。输血过程中要密切观察病人有无输血反应,如有反应立即报告手术医生作出处理,输血完毕,输血袋最少应保留 24 小时,以便于查对。

(5)清点药物时和使用药品前,要检查质量、标签、失效时间,如安瓿有裂缝或瓶口松动,则不得使用。给药前注意询问有无过敏史,给多种药物时要注意有无配伍禁忌。

(6)抢救时,口头医嘱护士要重复一遍方可执行。使用急救药及毒、麻药时必须经过两人核对。

(7)无菌物品使用前应检查包是否完整,有无漏气;包内灭菌指示卡是否变色达到无菌效果及灭菌日期是否在有效期内。

四、介入手术室设备、仪器管理制度

(1)介入手术室内的血管造影机、高压注射器及相配套的仪器设备应安排放射科技术员专人负责清洁、维护保养,并负责监测室内温度、湿度。

(2)各种抢救设备如氧气、吸引器、心电监护仪、除颤器、射频治疗仪等由护士负责清洁、维护保养。

(3)设备、仪器应放在避免振动、受潮及阳光直接暴晒和避免表面受尘土污染的通风干燥处。在连续使用过程中禁止在仪器上覆盖布类、搁放物品,以免仪器散热不良。

(4)设备、仪器使用过程中每天用无绒布或海绵蘸取适当清洁溶液对仪器表面进行擦拭,在擦拭过程中机壳内部不能进入任何液体,表面避免划痕。清洁剂的选择最好按厂家的规定使用。显示屏只能用于布擦拭。

(5)使用后的导联线路应用消毒液擦拭后,弯曲成圆圈扎起,妥善放置固定好,勿折叠受压以免导线折断。袖带应多备、型号齐全,做到专人专用。及时用 75% 的酒精清洁传感器探头上沾染的汗液、血迹等污垢。

(6)长期不用仪器,要拔掉电源插头,并将探头和按钮等部件放入附件盒内。设备、仪器上的触摸按钮不宜用硬物碰触。

(7)禁止不相关的人员随意调试仪器,不能折、拽机器传感器的传输导线。

(8)科室安排一名仪器维护人员,每月对仪器进行清洁和校正。对检查结果应记录并签名;每年请专业维护人员安排一次仪器学习及仪器维修。

五、介入手术室消毒隔离制度

(1)认真做好各项无菌技术操作。

(2)布局合理,限制区、半限制区明确分开。

(3)工作人员进入介入手术要更换衣服、换鞋、戴帽子、口罩、洗手。无关人员一律不准进入手术室。

(4)严格遵守《医务人员手卫生规范》标准预防措施。

(5)无菌器械、容器、敷料罐、持物钳、消毒液等要定期更换和灭菌,已用过和未用过物品应有明显标记,并予以严格分开放置。

(6)保持环境洁净室内地面每天湿式拖的两次,有污染时立即用消毒液擦拭消毒,每日用500mg/L含氯消毒液擦拭操作台面两次,每周对环境进行一次彻底消毒。

(7)每日用动态消毒机进行空气消毒,消毒时间不少于5个小时。定期对空气、物体表面、医务人员手、消毒剂等进行微生物监测,监测结果存档备查。不达标时应按要求消毒后监测直到合格。

(8)严格执行卫计委有关一次性使用无菌医疗用品管理的相关规定,使用时须在有效期内、包装完整,做到定位存放,专人保管,一次性使用物品不得重复使用。

(9)当疑似传染性病人进行介入治疗时,应做好隔离措施,术后按传染病进行终末消毒。

(10)手术后的器械、物品按规定送供应室消毒处理后及时归位;地面、空气都须严格消毒;医疗垃圾按要求分类包装,由专人送医院指定地点处理。

(11)心电监护仪、吸痰器等设备使用后及时进行清洁和消毒处理。

(12)凡手术人员需临时外出时必须穿外出衣、外出鞋。

六、接送病人制度

(1)接送病人一律用平车,注意安全,防止坠床,危重病人应有医生陪同。

(2)接病人时,严格查对病人术前用药情况及所带药品、用物,不得携带贵重物品及金属饰品。嘱病人更换清洁病员服、排尽小便后,随车推入手术室。

(3)病人进入手术室后必须戴手术帽,送到指定手术间,病历、物品当面交清,严格交接手续。

(4)门诊病人由登记人员负责接待安排。

(5)手术后的病人由医生陪同送回病房,途中注意保持各管道通畅。到病房后详细交代病人术后注意事项,交清病历和输液情况,做好交接并签字。

七、进修生、实习生的管理制度

(1)对每批进入介入手术室的进修生、实习生做耐心、细致的讲解,规范各项无菌技术操作规程,强化无菌观念意识。

(2)严格遵守手术时间,准时到达手术间进行术前准备。

(3)保持手术室安静、整洁,工作认真负责。

(4)未经允许,不得随意搬弄手术室器械、设备及物品。

八、植(介)入类医疗器械使用管理制度

(1)植(介)入类医疗器械临床使用前,医生必须将病人病情、医疗措施、医疗风险、可供选择的植(介)入类医疗器械的种类、收费标准等告知病人或其家属,切实尊重病人根据自身状况的自主选择权,并让病人或其家属签署使用植(介)入类医疗器械的知情同意书。内容包括:病人的基本情况、产品名称、生产单位、植入医疗器械可能发生的风险以及可能产生的后果、应对措施、病人或其家属签字等。

(2)使用前科室应仔细核对产品名称、规格型号、有效期。血管内导管、支架等植入性或介入性医疗器械,手术医生应严格按照产品的设计和使用要求进行安装。

(3)医院是病人使用合法合格产品的责任主体。不得使用病人或其家属提供的医疗器械。提供给病人使用的医疗器械,应当由本院统一采购和管理,并纳入病人的整体医疗服务中。

(4)建立植(介)入类医疗器械用户登记制度。植(介)入类医疗器械临床使用后必须对使用情况进行登记,保证产品质量信息跟踪。使用记录包括:病人姓名、手术名称、病人病案号、住址、联系电话等;产品使用日期(手术日期)、品名、规格、型号、数量等。并保存使用记录。

(5)医院在使用植(介)入类医疗器械时发现不合格产品的,应立即停止使用,进行封存,并及时报告上级监管部门,不得擅自处理。对严重威胁生命健康的应实行召回制度。

(6)科室应建立随访制度,定期开展对使用者的随访,随访方式包括电话随访、接受咨询、上门随诊、书信联系等;随访的内容包括了解病人出院后的治疗效果、病情变化和恢复情况,指导病人如何康复、何时回院复诊、病情变化后的处置意见等专业技术性指导。随访时间应根据病人病情和治疗需要而定,治疗用药副作用较大、病情复杂和危重的病人出院后应随时随访。一般需长期治疗的慢性病人或疾病恢复慢的病人出院2～4周内应随访一次,此后至少三个月随访一次。

(7)使用植(介)入类医疗器械时应按照产品的设计和使用要求进行安装。无相应资格的医疗工作者不得从事植(介)入类医疗器械安装工作。

(8)严禁重复使用植(介)入类医疗器械,使用过的植(介)入类医疗器械,应按照有关规定进行销毁,并记录产品的名称、数量,销毁的时间、方式、执行人员等。

(9)应建立医疗器械安全事件监测和报告制度,若发生因医疗器械或可能因医疗器械导致严重伤害事件或病人死亡的,应严格按照医疗器械安全事件报告程序执行。

第六节　介入手术室护理安全管理

护理安全是指在实施护理的过程中,病人不发生法律和法规允许范围以外的心理、机体结构或功能上的损害、障碍、缺陷或死亡。护理安全是护理管理的重点,手术室的安全管理是整个护理质量的重要组成部分。介入手术室是对病人实施检查、诊断、治疗并担负抢救工作的重要场所,由于涉及面广,病人多,上、下台节奏快,工作中稍有失误就会给医疗差错事故埋下隐患。另外,随着病人法律意识和维权观念的增强,对介入治疗中的护理安全管理的要求也在不

断提高。因此,加强介入手术室病人安全管理,提高护理水平,防止在执行护理操作技术过程中出现差错、事故等问题,将有利于减少医疗纠纷。

一、介入手术室护理安全存在的问题

1.护理质量管理体系不健全

介入放射是一门新兴的学科,介入手术室多参照医院外科手术室而建立。但介入手术有自己的特点,护理管理与外科手术室存在很大的差异,然而目前国内没有统一的管理规范,护理质量管理体系也不完善。有些护理管理人员疏于管理或能力有限,不能及时发现日常工作中存在的安全隐患,这些都是护理不安全的重要因素。

2.护理人员缺乏专业培训和配置不合理

由于介入放射学科起步较晚,从事放射护理的人员多由临床其他科室抽调而来。她们未经专业培训,普遍存在对介入手术方法不了解、介入器械不熟悉、无菌观念不强等问题;而目前各医院的介入科手术室的管理归属、工作量、病人来源有很大的差异,导致介入手术室的护士工作职责、配置比例有没有明确的标准。有些医院为了节省成本,护士人员配置过少,而经常的急诊、超时手术,使护理人员感到疲劳、精力不集中,导致护士工作中易出现差错。

3.护理人员不严格执行规章制度

有些护理人员安全意识淡薄,责任心不强,不自觉履行各项规章制度及操作规程,如未执行核对制度、无菌操作原则等,易导致用错药、术后感染等安全问题和医疗卫生纠纷。

4.护送病人不当

介入手术术中、接送病人途中,未保护好病人,导致病人发生摔伤;由于方法不当,导致病人各种管道和引流管脱落,甚至出现坠床等不安全问题。

5.手术准备不当

指手术仪器、药品、器械等准备不充分;护理人员专业知识缺失、医护间缺乏沟通、不了解手术过程和医生的特殊要求;工作不仔细导致手术物品准备不足、器械性能不佳或仪器使用不当都会直接影响到手术的顺利进行。

二、加强介入手术室安全管理方案

(一)健全和完善手术室安全管理制度和质量管理体系

(1)根据医疗机构护理质量评审标准建立以护理部领导的护理部主任、科护士长、护士长三级质量管理控制体系;科室建立以护士长、各级护士组成的护理质量控制小组,定期实施护理质量监控。加强护理质量的信息化管理,利用管理工具对质控结果进行分析总结,使护理质量持续改进。

(2)制定介入科护理人员资质要求、职责、工作标准、工作流程、护理质量管理标准等。

(3)规范介入手术室各种制度:如医院感染制度、手术护理交接记录、术前访视制度;铅衣清洁保养制度;设备仪器保养制度等。

(4)制定介入手术室各种突发事件应急预案:对跌倒、坠床、停电、停水、器械、设备故障等意外事件的预防、处理、上报等给予具体的规定。

(5)制定介入手术室急症病人处理应急预案。

(6)优化不合理的工作流程:对每月质量检查的各项指标应用质量管理工具,进行分析、总结,组织全科人员讨论,以找出原因、制定措施;每年修订质量控制标准,保证介入手术室护理质量的持续改进。

(二)加强介入护理人员专业培训和合理安排人力资源

(1)根据不同层级的护理人员制订合适的培训和发展计划,建立培训档案,从各方面提高新进护理人员的综合素质。

(2)制订相关的护理知识考核制度及方式,不定期地组织护士开展业务小讲座,经验交流;每年应选派几名业务骨干外出学习进修;邀请各设备、器械厂家技术指导员介绍其使用、注意事项;请医生讲解新开展手术配合要领等多种形式,以提高护士的理论及专业技能水平。

(3)学习医疗相关法律知识,工作依法行事,在维护病人权力的同时,学会用法律约束自己、保护自己,把法律作为工作责任、个人权利、义务,规避护理风险。

(4)根据工作量配置护理人员,弹性排班,减少护士因过度超时、超负荷工作而出现的护理事故。建立合理的绩效考核和劳务分配制度。

(5)规范介入科护士在职教育,建立介入专科护士培训机制,逐步实现介入护士专科化。

三、介入手术室安全管理措施

(一)防止病人、手术部位错误

(1)接病人时,检查病人所戴腕带上的科别、床号、姓名、性别、年龄、住院号、诊断是否与手术通知单一致。

(2)手术前护士、技师和手术医生必须再次核对病人姓名、性别、年龄、住院号、诊断、手术部位、是否备皮及碘过敏试验结果。

(3)脑、肺、肝、肾、子宫、下肢等部位的手术或造影,应在手术申请单上注明部位及左右侧。

(4)在手术开始前,手术者必须按照病历记载、X线片等核对手术部位或左右侧。

(二)防止病人跌倒、坠床、碰伤等意外发生

(1)病人(特别是小儿)卧在手术台上等待手术或手术完毕等待送回病房时,护士应在旁照顾,防止坠床摔伤。

(2)对于意识不清或昏迷病人应用约束带加以固定,防止发生坠床。

(3)推送途中,将护栏竖起防止坠床,病人肢体不可外露出平车外,防止擦伤、撞伤。推车者应面对病人头部,便于观察病情。

(4)搬运病人时应先将平车固定好后再搬病人,搬运时动作轻巧、规范,妥善固定好各种管道和引流管,防止脱落。

(5)每天清洁并检查平车,注意车轮、车身、车架,各关节轴、护栏等是否完好,如有安全隐患,及时修理。

(6)机房内无影灯、悬吊铅屏、诊断床,应定期检查其性能,各种零件、螺丝、开关等是否松解脱落,使用时是否运转正常,防止发生意外。

(三)防止因器械准备不足、产品质量问题造成意外

(1)根据手术通知单准备各种手术器械、导管、导丝、鞘等,并检查其性能是否良好。

(2)施行重大或特殊手术所需特殊导管及特殊器械,手术医生、护士应在手术前一日共同检查是否备齐,适用。

(3)应备有急用的抓捕器或手术器械包。

(四)防止错用药物

(1)科室备用药品指定专人管理,每月进行一次检查并记录。

(2)根据药物性质和贮存要求,采取冷藏、避光、通风、防虫、防盗管理措施。储存设备质量均符合规定,运行正常。

(3)效期药品先进先用、近期先用,对过期、不适用药品及时妥善处理,有控制措施和记录。

(4)高危药品应设置专门的存放区域和明显专用标识。标签上加高危药品字样或红色标记。

(5)防腐剂、外用药、消毒剂等药品与内服药、注射剂分区储存。

(6)药品名称、外观或外包装相似的药品分开放置,并作明确标示。

(7)对高浓度电解质、易混淆(听似、看似)的药品有严格的贮存要求,并严格执行麻醉药品、精神药品、放射性药品、医疗用毒性药品及药品类易制毒化学品等特殊管理药品的使用与管理规章制度。

(8)处方或用药医嘱在转抄和执行时有严格的核对程序,并由转抄和执行者签名确认。

(五)防止燃烧爆炸意外

(1)介入手术室内使用的各种电器、酒精灯等,要远离乙醚、氧气等,严禁使用明火,以防爆炸。

(2)氧气瓶口及压力表上不可涂油、近火、贴胶布或存放在高温地方。使用完毕应立即关好阀门。每个氧气瓶应保留至少5个气压。

(六)防异物遗留

(1)护士应与手术医生在手术前、手术结束时共同清点台上纱布、缝针、导管、导丝及手术器械等用物,并做好详细记录。

(2)保持手术区周围整洁,缝针使用后及时收回。

(3)使用前手术医生应用手感觉导管、导丝有无折痕及光滑度,以防导管、导丝断裂或遗留在血管内。

(4)严格执行导管类器材一次性使用的原则。

(5)手术中特别是大手术、危重病人手术,手术护士不得中途换人进餐或从事其他工作。特殊情况确需换人时,交接人员应现场当面清点器械、辅料等物品的数目及完整性,清点无误,做好交接记录共同签全名,否则不得交接班。

(6)发生物品清点有误时,应立即寻找,不得关闭创口。

(七)防止输血错误

(1)取血、输血前应核对病人姓名、床号、科别、性别、年龄、住院号、受血者及供血者的血型、交叉配血结果、采血日期、失效日期等,检查血袋有无破损,血浆有无浑浊,并经两人核对无误后方可输血。

(2)输血过程中要密切观察病人有无输血反应,如有反应立即报告手术医生做出处理。

(3)输血完毕应保留血袋24小时,以备必要时送检。

（八）防止放射事故

（1）X线设备工作突然失灵,球管持续曝光,应立即切断电源,通知设备维修组,妥善安置病人。

（2）X线设备突然松脱,造成病人或工作人员伤亡,应立即停止检查,切断电源,将病人转移到安全位置,立即进行救治,并上报医务科,通知设备维修组。

（3）做好事故登记和上报工作。

（九）防止手术标本丢失

（1）术中取下的组织标本由护士妥善保管,并做好标记。

（2）手术完毕.将标本交给手术医生,由医生填好病理检查单后,贴上标签,放到指定的位置。

（3）手术标本和病理送检单应有专人送检,并和病理室工作人员当面交清,双方签字,防止丢失。

（十）防火

（1）手术室内标有醒目的标志禁止吸烟,禁用明火,并安装烟火报警装置。

（2）手术室内各通道应有消防通道的指示标识图,保证消防通道的畅通。

（3）保证消防设施的功能完整性,做到定位、定期检查并有记录。

（4）加强消防知识的学习,熟知手术室主要电闸开关位置,掌握消防设施的操作程序。

（5）使用各种电器设备时应严守操作规程,不得违章。

四、介入手术病人术中的安全管理

（一）再次对病人进行查对

手术前护士、技师和手术医生必须再次核对病人的科别、床号、姓名、性别、年龄、住院号、诊断、手术部位、是否备皮、碘过敏试验结果、介入手术同意书签字情况、随带药品、胶片及术前用药等,要求准确无误。

（二）心理支持

热情接待病人,态度和蔼,尽量减轻病人进入手术室后的陌生、无助感。介入手术一般在局麻下进行,术中病人意识清醒。主动与病人沟通,告知术中可能出现的感觉和简单的手术步骤,如高压注射造影剂时有温热感,化疗栓塞时可能出现的疼痛、恶心等反应,使病人有一定的心理准备。

（三）遵守保护性医疗制度,合理使用保护性语言

术中注意语言的艺术性和保密性,维护病人的尊严,不谈论与手术无关的话题。了解病人对病情的知晓程度,不在其面前随意议论病情,有关病情汇报要回避病人,以免对其造成不良影响。尤其是对于恶性肿瘤的病人,说话稍有不慎就会增加病人的心理压力和造成心理创伤。

（四）管理好手术间

介入手术绝大多数是在局麻状态下完成的,因此术中病人的心理护理和护理技术操作工作显得尤其重要。整个手术过程中病人神志清楚,既能听到金属器械的撞击声,也能看到显示器上的图像,甚至特别留意工作人员的谈话内容。鉴于此,护士一定要控制好手术间的环境,观察病人的心理动态。做到说话轻、走路轻、操作轻,以保持手术间的肃静,协助技师使 DSA

和高压注射器处于最佳状态。

(五)手术体位的安置

根据手术需要安置适当的手术体位,既要保证呼吸道通畅,又要充分暴露手术野,使病人舒适。介入手术体位绝大多数都是仰卧位。协助病人平躺于手术床上,头部垫软枕,双上肢自然放于身体两侧并用支架托起,双下肢分开并外展,防止手术床移动挤压四肢。对于躁动者给予约束带固定,以防其坠床。

(六)手术用物的准备

根据手术申请单所申请的手术方式准备相应的手术器械、药品、一次性物品、仪器设备等,备好氧气、吸引装置,并检查其性能是否良好。另外准备常用的导管、导丝和因血管变异所需的特殊导管、导丝,在使用导管、导丝、鞘管前,仔细检查,避免损伤血管或断裂在血管内,保证手术顺利进行。保证手术台上无菌物品的灭菌质量,备有急用器械包,避免使用过期包或因缺少手术物品而延长手术时间。对于特殊手术或新开展的手术,应了解手术方法及手术医生的习惯,备齐手术用物。

(七)认真执行医嘱

术中用药严格执行"三查七对"制度,特殊药品用药前请手术医生核对安瓿上药物名称及剂量,并注意保留安瓿备查。执行口头医嘱时,必须复诵一遍无误后方可执行,并做好记录。

(八)密观监测病情变化

监测病人意识、生命体征的变化,每次造影后询问病人有无不适,并观察其面部皮肤有无潮红、丘疹,及时发现造影剂过敏反应,并通知医生给予相应处理。严密观察穿刺侧肢体体温及足背动脉搏动情况。如足背动脉搏动明显减弱甚至消失,或肢体麻木,则多为动脉痉挛或异位栓塞所致,应及时报告医生给予相应处理。

(九)严格执行无菌技术操作原则

规范无菌技术操作,制定操作规程。随时注意自己和他人有无违反无菌技术操作原则的行为,及时纠正。术中医、技、护人员加强协作配合,尽量缩短手术时间。

(十)穿刺插管过程中的常见并发症预防和处理

1.常见并发症

(1)导管阻塞:在操作过程中没有及时用肝素盐水冲洗导管,导致导管内血栓形成,堵塞导管。

(2)导管扭结:在操作过程中或使用成袢技术时,操作不当有可能引起导管扭结。

(3)导管、导丝折断:在治疗过程中,导管或导丝被折断,断端脱落,造成血管内栓塞。

(4)血管痉挛:导管在血管内停留时间较长,导管、导丝损伤性刺激血管内皮细胞。

(5)穿刺部位血肿:穿刺针穿透血管前后壁,拔管后压迫不得法;多次损伤性动脉穿刺;肝素用量过大或病人凝血机制障碍。

(6)动脉内膜下通道:导管或导丝进入血管时把内膜掀起,注射造影剂压力过高,损伤并掀起内膜。

2.其他

为预防插管引起的上述并发症,除医生应提高操作技术水平外,护士在介入治疗前及器材的准备方面应注意以下几点：

(1)介入病人术前应常规检查出凝血时间，并遵医嘱注射术前用药。

(2)介入手术室护士在手术前根据病人的年龄、部位准备合适的导管、导丝等器材。检查导管、导丝的质量、规格、表面光滑度、有无折痕等。导管、导丝不能反复使用，不能使用过期导管，以免老化的导管引起断裂。按每 500ml 生理盐水内加入 5000U 肝素的比例配置肝素盐水，术中加强对病人的观察。

(3)随时注意手术的进程，及时准确地配好所需药物，防治血管痉挛。

(4)准备导管抓捕器、球囊等器材，以在补救时使用。

(十一)其他

介入手术中根据手术部位为病人使用防护用具；对儿童进行放射性检查时，应充分评估潜在的利益与危险，对其敏感部位如性腺等部位适当进行保护。

第七节　介入手术室护士的职业危害及防护

介入手术室工作繁重，节奏紧张，护士常常暴露于多种职业危害之中，严重威胁着其身心健康。这些职业危害主要来自心理因素的危害、X 射线的危害、化学性因素的危害和生物性因素的危害四个方面。因此，在护理工作中应充分认识到各种危害因素，提高自我保护意识。

一、心理因素的危害及预防

介入手术室护士常常在紧急情况下完成各种急诊手术，而且还要适应各种不同介入手术及介入医生的习惯和爱好。持续的紧张和刺激可导致一定的精神压力，会出现精神不稳定、心烦意乱。另外，由于工作期间长时间站立、无规律饮食，易引起胃十二指肠溃疡、下肢静脉曲张、腰椎、颈椎病等。

预防措施：

(1)正确认识介入手术室工作的特殊性，保持良好的心理状态。加强新业务、新技术的学习，不断提高自身的专科理论和专科技术水平，善于在新、难、大手术中找到乐趣。

(2)工作中运用节力原则，养成良好的操作姿势习惯，预防颈、腰椎不适。合理设计工作方法，提高工作效率。休息时尽量抬高下肢，以利于下肢静脉回流。保证睡眠，加强体育锻炼，注意疾病的早期预防和治疗。

(3)加强心理素质训练，保持良好的心态，工作之余采取听音乐、看喜剧、散步、找朋友聊天等方式放松心情、缓解压力；注意进行自我心理调节，医护之间互尊互学，团结协作，积极适应科室的职业环境，以好的心态善待每一天。

二、X 射线的危害及防护

介入手术室护士每天工作在 X 射线的环境中。众所周知，长期直接或间接受到 X 线照射，若达到一定累积量后就会引起白细胞降低、疲乏无力、头痛、头晕、记忆力减退等，严重时可引起内分泌紊乱和造血功能损害，甚至致癌。

预防措施：

（1）要充分认识射线对人体的长期影响及严重危害性，加强职业培训。

（2）合理安排班次，避免短期内大剂量集中接受 X 射线。严格执行操作规程，充分利用辅助防护设备。手术前应佩戴好足够的防护如铅衣、铅帽、铅围脖、铅眼镜等，而且手术医生与机器之间应有活动铅玻璃屏风，减少不必要的过量照射。

（3）术前将各类手术器械、导管、导丝等物品准备齐全，放置到位。术中的护理配合工作尽量在非曝光时间内进行。

（4）尽量远离球管，无须护理配合时，两手尽量置于铅衣背后。

三、化学性因素的危害及预防

（一）环氧乙烷

介入手术室使用的一次性消毒无菌物品如口罩、帽子、导管、导丝等，大多数经环氧乙烷消毒灭菌。环氧乙烷是一种广谱、高效的气体杀菌消毒剂，在杀灭微生物的同时，被消毒灭菌物品上残留的环氧乙烷也会给人体带来一定程度的毒害（环氧乙烷本身的毒性、灭菌后二次生成物的毒性）。经常接触可以导致机体免疫力下降，损害肝、肾、血液系统，还能诱发细胞突变，有致敏、致畸、致癌作用。人体长期暴露于低浓度环氧乙烷时会产生神经衰弱综合征和自主神经功能紊乱。预防措施如下：

（1）避免环氧乙烷残留，灭菌后的物品必须彻底解析后才能使用。研究表明，环氧乙烷随温度升高，解析作用加快。产品上残留环氧乙烷量随放置时间延长而下降，14 天下降 99%，30天下降 99.9%。因此，在领用经环氧乙烷消毒灭菌的物品时，要注意生产批号、消毒日期，如果日期很近，可将物品放置在高温、通风、干燥的环境，半个月后使用，使环氧乙烷对人体的毒性损害降低到最低程度。

（2）取出无菌物品时应戴手套。

（二）各种消毒剂

挥发性消毒剂如甲醛、戊二醛、含氯消毒剂等，广泛用于介入手术室器械、物品、空气及地面的消毒，长期接触这些化学制剂对人的皮肤、呼吸道、神经及消化系统有一定不良影响，甚至可以致癌。预防措施如下：

（1）加强介入手术室室内空气的流通，定时通风排除有害气体，保持空气新鲜。

（2）严格执行各项消毒操作规程，正确配制消毒剂。操作时应戴好口罩、帽子及手套，防止发生喷溅，注意眼睛、皮肤的防护。

（3）熏蒸消毒箱要密闭完好，浸泡器械的消毒液要随时盖上盖子。

（三）抗肿瘤药物

肿瘤介入手术中，都需用抗肿瘤药物进行肿瘤区域的动脉灌注。抗肿瘤药物在杀伤或抑制肿瘤细胞的同时也损害正常细胞，可引起胃肠道反应、脱发、骨髓抑制等。预防措施如下：

（1）掌握常用抗肿瘤药物的毒副作用，增强自我防护意识。

（2）配药前应戴好口罩、帽子及乳胶手套，避免直接接触。

（3）配药时注意压力和速度，应将稀释液沿瓶壁缓慢注入，以防粉末逸出形成有毒的气溶胶或气雾。有条件时可在抽气柜中配制抗肿瘤药物。

配完后将注射器、安瓿及药瓶置于专用袋中封闭处理。操作完毕应彻底清洗双手、前臂及脸。

(四)生物性因素的危害及预防

介入手术室护士在工作中每天都要接触病人的血液、体液、分泌物等,随时可能被刀片、针头等锐利器械刺伤,因此感染乙型肝炎病毒(HBV)、丙型肝炎病毒(HCV)、人类免疫缺陷病毒(HIV)等的概率增高。职业损伤是引起医护人员院内感染的重要途径。预防措施如下:

(1)术前做好自检,手部皮肤有破损时,暂不参加感染手术的手术配合。

(2)手术病人术前完善相关检查,感染情况应在手术申请单上注明,对乙肝表面抗原阳性或其他传染病要做好防护工作,严格终末消毒处理。

(3)严格执行手术操作规程。手术护士严谨操作,传递锐利器械给手术医生时,应将器械尾端向前传递,并做提醒,防止术中意外的刺伤。

(4)处理使用过的器械、物品一定要坚持戴口罩、手套,手套一旦破损要及时更换;处理锐利的刀、剪、针头禁止直接用手进行操作,避免割、刺伤;使用后的锐器应直接收入利器盒中按要求处理。

(5)出现意外针刺伤时,若戴着手套,应立即脱去手套,在伤口旁端轻轻挤压,尽可能挤出损伤处的血液,再用肥皂水和流动水反复冲洗,然后用75%酒精或0.5%碘附进行消毒,并包扎伤口。及时报告护理部、保健科备案,依据病人携带病毒的不同给予相应的预防药物。同时做相关血清学检查,并随访6个月。

第三章 介入手术术中管理

介入手术不同于外科手术,除不合作的病人和儿童外,一般只做局部浸润麻醉,因此术中的护理工作显得尤其重要。手术过程中病人意识清醒,对周围环境非常敏感,可听见金属器械的撞击声,还会特别留意手术人员的谈话内容。护士应注意保持手术间安静,做到"五轻",即说话轻、走路轻、开关门轻、拿放物品轻和操作轻。

第一节 血管性介入治疗术

一、术前准备

(一)病人准备

(1)病人进入手术室后,护士要热情接待,主动与病人沟通,尽量减轻病人进入手术室后的陌生、无助感。

(2)根据检查治疗申请单,严格核对病人的姓名、科室、住院号、年龄、性别、治疗方式及部位,检查病历的碘过敏试验结果,查看穿刺部位是否备皮。嘱病人先排便,年老、体弱病人要陪同到洗手间。

(3)协助病人取下身上带金属的衣物、饰品,女病人脱下胸罩,并妥善保管。

(4)协助病人平躺于手术床上,头部垫软枕,双上肢自然放于身体两侧并用支架托起,双下肢分开并外展,不得随意翻身,以免坠床,并告知术中制动的重要性。

(5)妥善安置病人身上所带管道,并注意保暖。

(6)讲解术中可能会出现的感觉,如注射造影剂时,可有温热感,使病人有一定的心理准备,指导练习吸气屏气动作,便于手术配合。

(7)建立静脉通道常规在病人不穿刺一侧的上肢行留置针穿刺,建立一条静脉通道。

(8)心电监护,动态监测并记录血压、心率、血氧饱和度、呼吸。

(二)药物准备

1.肝素

在介入治疗过程中,导管内外与导丝表面可能有血凝块形成。为避免血凝块脱落造成血管栓塞,需要配制肝素盐水,当导管插入血管后,每隔2～3分钟向导管内推注肝素等渗盐水3～5ml。肝素浓度为5000U/500ml生理盐水。

2.利多卡因

1%利多卡因用作局部浸润麻醉,并可做血管痉挛的解痉药。

3.非离子型造影剂

碘海醇、碘普罗胺注射液等。

4.其他

备齐各种抗过敏药物(地塞米松、异丙嗪等)、心血管急救药物(硝酸甘油、肾上腺素、异丙肾上腺素、多巴胺、阿托品等)、镇静剂(地西泮)、镇痛剂(曲马朵、吗啡)。

(三)器械准备

(1)介入治疗前,护士要根据病人年龄、病变部位、治疗方式,准备相应型号的穿刺针、导管、导丝、血管鞘等常规器械,并应相互匹配,根据无菌操作原则依次放于治疗台上。

(2)铺无菌治疗台,目前为降低人力成本,防止交叉感染,介入手术室一般用一次性介入手术包。

一次性介入手术包:手术大单 360cm×160cm 一块、手术巾 60cm×50cm 一块、双洞巾 60cm×50cm、手术巾 60cm×50cm、手术巾 100cm×60cm、治疗碗 13.5cm×6.5cm、手术衣 2 件、纱布块 8～15 块、塑料杯 60ml 三个、一次性刷子 15cm 两把、一次性钳子 6cm 一把、塑料盘 36cm×26cm×8.5cm 一只、手术中单 50cm×50cm、91cm×74cm 各一块、大包布 170cm× 120cm 一块。

(3)根据手术要求准备所需的器械和药物:如特殊导管、球囊、支架、化疗药等。

(4)连接好氧气、心电监护仪、微量泵、吸引器、麻醉机、除颤仪等急救设备完好备用。

二、手术方法

(一)皮肤准备包括备皮、消毒

(二)穿刺点选择

股动脉最常用,腹股沟韧带下 2cm,股动脉搏动最强处。

(三)局部麻醉

可用 1% 利多卡因 5～8ml 皮下注射。

(四)穿刺插管

1.穿刺

(1)Seldinger 穿刺技术:用带针芯的穿刺针经皮穿刺血管前后壁,退出针芯,缓慢向外拔针,见血喷出即引入导丝,退出针,通过导丝引入导管,将导管插入靶血管即退出导丝,进行造影。此技术简便、安全、操作容易、并发症少。

(2)Seldinger 改良法:采用无针芯的穿刺针,改变原双壁穿刺为单臂穿刺,当穿刺针穿过血管前壁,即可见血液喷出,引入导丝、导管,血管后壁不受损伤,成功率高,并发症少。此技术对小动脉穿刺更有利。

2.基本插管技术

(1)非选择性插管术:动脉穿刺成功后,引入导丝、导管,将导管放在主动脉内,进行造影或治疗。

(2)选择性或超选择性插管技术:将导管插至某一脏器血管主干,如主动脉的第一级分支(肾动脉、腹腔动脉、肠系膜上下动脉等)称为选择性插管;导管插入主动脉二级分支以上则称超选择性插管。

1)导管伸展位插管法:适用向头侧分支或水平分支的血管。

2)导管屈曲位插管法:适用向足侧分支的血管。

3)导管更换法:在第一种导管插入第一级分支基础上,保留导丝,更换另一形状导管送入二级分支以上。

4)导丝引导法:导管插入靶血管开口不能深入,用长的导丝先送入远处血管分支内,然后推送导管沿导丝深入。

5)共轴导管法:较粗的外导管插入一级分支,较细的微导管通过外导管插入二级以上分支。

6)成袢法:一般用 Cobra 导管在髂动脉、肾动脉、肠系膜上动脉等打袢,形成一个三弯曲的袢,再超选择插入内脏动脉内。

(五)完成介入诊疗操作后,需做以下处理

(1)拔出导管和鞘。

(2)压迫穿刺点 10~15 分钟,止血。

(3)注意观察穿刺点有无渗血,足背动脉搏动情况及穿刺侧下肢皮肤颜色、皮温有无变化。

三、护理

(1)备好器械台。

(2)协助手术医生完成手消毒、穿手术衣、戴无菌手套。

(3)用碘附消毒剂消毒手术部位皮肤,并协助铺无菌单。

(4)严密监测病人生命体征及神志的变化,经常询问有无不适的感觉,并观察病人皮肤有无潮红、丘疹,及时发现不良反应并给予对症处理。

(5)保持病人各个管道的通畅,并注意保暖。

(6)随时根据医生的需要,及时准确地传递各种器械和药物。

(7)随时监督手术人员及参观者遵守无菌操作原则,术中物品有污染或疑为污染均应立即更换。

四、不良反应和并发症处理

(1)导丝或导管断裂多由操作不当、产品质量而引起,备抓捕器,将残端取出。

(2)血管穿孔、内膜撕裂可用球囊导管扩张止血,并行备血等外科手术准备。

(3)保留问题器材与生产厂家沟通,记录事件经过,上报相关管理部门。

第二节 经皮腔内血管成形术

经皮穿刺血管成形术(PTA)系指采用球囊导管、支架等介入器材,利用球囊扩张或支架植入等手段,对各种原因所致的血管狭窄或闭塞性病变进行血管再通或维持血管通畅的技术。

一、经皮腔内球囊成形术(PTA)

系指采用球囊导管扩张术使狭窄或闭塞的血管再通。可用于动脉、静脉、移植血管或人造血管,已成为公认的血管阻塞性疾病首选治疗方法。

(一)PTA 的适应证和禁忌证

1.适应证

(1)动脉粥样硬化及大动脉炎引起的血流动力学意义的血管狭窄或闭塞。

(2)血管搭桥术后所致的吻合口狭窄及有移植血管狭窄。

(3)血管肌纤维不良所致的局限性狭窄。

(4)肾动脉狭窄所致的继发性高血压。

(5)原发性下腔静脉膜性狭窄或节段性不完全梗阻者。

2.禁忌证

(1)严重心律失常,心功能不全。

(2)肝、肾功能不全或凝血机制异常。

(3)病变部位有动脉瘤形成者。

(4)狭窄段有溃疡或钙化者。

(5)动脉长段的完全闭塞。

(6)大动脉炎活动期。

(二)手术步骤

详见相关疾病章节。

(三)护理

1.手术准备

(1)病人准备:同血管性介入治疗术;常规在病人不穿刺一侧的上肢建立静脉通道;行心电监护并记录。

(2)药物准备:除按血管性介入治疗术备齐各种药物外,另备低分子肝素、尿激酶。

2.器械准备

(1)常规血管造影手术包一套。

(2)根据治疗需要准备相应的血管鞘、导丝、扩张管。血管鞘主要引导造影导管,球囊导管能顺利进入血管,便于灵活操作和交换不同型号球囊导管,避免穿刺部位的血管损伤和渗血。通常准备 5~14F 导管鞘,注意与拟选择的球囊导管型号相匹配。

(3)根据病变部位需要选择造影导管、导引导管。

(4)按病变部位和范围选择合适的球囊导管,一般球囊直径在 2~25cm 之间。

(5)按病变部位准备三通、Y 阀、压力泵、加压输液袋等辅件。如使用 7F 以上血管鞘通常备血管缝合器。

(6)连接好氧气、心电监护仪及微量泵,同时吸引器、麻醉机、除颤仪等急救设备备用。

3.术中护理

除按血管性介入治疗常规术中护理外,尚需做好以下护理:

(1)球囊到达狭窄部位进行扩张前,要准备 2000~5000U 肝素溶液给予医生经导管注入狭窄部位。

(2)扩张前后测量血压并记录。

(3)扩张前后测量狭窄段血管的压力变化,判定扩张效果。

(4)球囊扩张时,可能会出现扩张部位疼痛,但随着球囊萎陷,疼痛感会减轻或消失。经常询问病人有无不适,可根据医嘱给予镇痛剂。

(四)PTA术中并发症处理

1.远端栓塞

术中询问病人感受,重视病人主诉,血管扩张后可能会发生血栓脱落,出现远端栓塞,应根据情况立即进行尿激酶溶栓处理。

2.球囊破裂

球囊过度膨胀可能导致球囊破裂,若此时球囊中有气体可能造成病变远端的气栓。每次球囊扩张之间需要用注射器吸尽其中的气体。

3.PTA术后局部夹层

由于术者操作不当、导管过硬或过粗等原因损伤血管内膜导致动脉夹层,根据夹层部位及血管内膜撕裂程度决定是否需要进一步处理。

4.血管痉挛

由于操作过程中导丝和导管刺激引起影响血管成形术的继续进行,在腘动脉、胫动脉常见,用罂粟碱等血管扩张剂后可以恢复。

5.血管破裂

是最严重的并发症。对于有潜在破裂可能的病变血管如严重狭窄和钙化的动脉、过度迂曲的病变,手术时选用与覆膜支撑架规格相适应的血管鞘;选择与病变血管直径相适应的球囊导管,避免过度扩张导致血管破裂,同时准备与血管直径相适应的覆膜支架;扩张后通过狭窄病变的导丝不要立即撤出以保留通道,必要时行外科手术准备。

二、经皮腔内支架成形术(PTSA)

PTSA是经皮穿刺用导丝、导管、球囊导管等介入器械使狭窄、闭塞的血管或腔道扩张成形后植入支架,使之扩张、再通的一种介入治疗技术。

(一)PTSA的适应证和禁忌证

1.适应证

(1)球囊扩张后仍有狭窄。

(2)动脉出现内膜分离,预防动脉瘤的形成。

(3)球囊扩张后,动脉粥样硬化斑块分离,阻塞管腔。

(4)再狭窄或再梗阻。

(5)血管溶栓后的梗阻。

2.禁忌证

(1)病因不明的凝血障碍,无法采取有效治疗。

(2)功能性的阻塞。

(3)看不见内腔和远端的管腔。

(4)动脉新鲜、柔软的血栓或栓子。

(二)手术步骤

详见相关疾病章节。

(三)护理

1.同 PTA

根据病变部位备支架,注意选择的器械与支架相关相匹配。

2.其他

在病历上贴上支架条形码、填写高质耗材同意书,术前请病人签字认可、填写支架使用记录单,病人姓名及住院号、手术名称、住址、联系电话等;产品使用日期(手术日期)、品名、规格、型号、数量等;并保存使用记录。

(四)不良反应和并发症的预防和处理

PTA 加支架植入术治疗血管狭窄、闭塞的疗效优于 PTA 的疗效,但因此引起的并发症也是不容忽视的。局部血栓形成及内膜增生过多,使支架植入后发生早期的闭塞、再狭窄及阻塞等并发症,必须采取有效措施进行预防:

1.抗凝治疗

操作中会损伤局部血管内膜,使局部血栓形成过多,从而引起早期闭塞,应进行充分的抗凝治疗。

(1)术前 1～3 天.口服阿司匹林 40mg,硫酸氢氯吡格雷片(波利维)75mg,每日 1～3 次。

(2)术中经导管注入肝素 50～60U/kg,操作时间超 2 小时再追加 2000～3000U 肝素。

(3)术后口服阿司匹林 40mg,波利维 75mg,每日 1～3 次,每日 3 次,维持 3～6 个月。

2.支架的选择

(1)支架种类:应选用表面积小,对管壁损伤小的支架。

(2)避免在同一病变血管里放置多个支架,且避免毗邻支架过多重叠。

3.提高操作水平

操作者应术前精心准备,术中仔细操作避免造成血管壁损伤,缩短操作时间。

4.充分扩张

PTA 尽量充分扩张,减少残存狭窄。

5.应用尿激酶

在闭塞性病变,可经导管向病变段注入尿激酶,使病变血管内腔软化再通,便于导丝插入和防止栓子脱落造成栓塞。

第三节　血管栓塞术

血管栓塞术(TAE)是指将某种固体或液体物质通过导管选择性的注入某一血管使其栓塞,以达到治疗目的的一项介入治疗方法。

一、适应证和禁忌证

(一)适应证

(1)止血:如胃、肠、肝、脾、肾、盆腔、支气管出血的止血治疗。

(2)阻断肿瘤血供、抑制肿瘤生长如肝癌、肺癌、子宫肌瘤等。

(3)治疗静脉曲张如胃冠状静脉、精索静脉、卵巢静脉曲张等。

(4)脾功能亢进。

(5)外科手术前准备将巨大的肿瘤血管栓塞24～72小时后再手术,可减少术中出血,产生肿瘤表面水肿,有利于肿瘤剥离,减少手术时间,防止肿瘤细胞在手术中扩散,如同时做抗癌药物灌注更有治疗作用。

(二)禁忌证

(1)心血管系统疾病,如血管硬化性高血压,血液系统疾病等。

(2)对造影剂过敏的病人。

(3)高龄体弱或恶病质病人。

二、手术方法

(一)栓塞原则

目前应用注入人体的栓塞剂均不可能再取出,一旦误栓,可能导致严重后果,因此栓塞时必须遵循以下原则:

(1)术者必须对栓塞剂有充分的了解,包括栓塞剂作用时间的长短、最大用量、使用方法及可能出现的意外情况。

(2)栓塞前对被栓堵脏器的血液循环有充分的了解,有无动静脉瘘、被栓动脉的粗细、需栓血管的范围及侧支循环情况等。

(3)充分了解被栓堵脏器的代偿能力及可能出现的并发症 如一侧肾动脉栓塞前了解对侧肾脏的功能,一部分肝栓塞其他部分肝的代偿能力等。

(4)每次注入栓塞剂前,必须观察导管的位置是否因造影、病人移动或上次栓塞剂注入时用力过猛,造成导管头反弹移位进入非靶血管内。

(5)注射栓塞剂时应按不同的栓塞剂使用适当压力。如吸收性明胶海绵离开导管时可能很平顺,也可能被突然射出,使注射器内的所有内容物迅速注入动脉内。突然射出的栓塞颗粒可能反流进入周围循环造成误栓。

(6)注射栓塞剂器械要严格与常规造影器械隔离,最好另用一只器械台,以免栓塞物混入造影用器械或注射器内,误入非靶血管,造成意外栓塞。

(7)严格掌握无菌原则,栓塞器械不得与任何非无菌物品接触,栓塞剂不得过早暴露于空间。

(8)一旦达到完全闭塞时,栓塞剂颗粒以不稳定的形式留在血管近端,此时如果造影,不能以栓塞前造影的压力造影,以免冲击栓塞剂。

(9)栓塞结束拔管前,应先将导管内栓塞剂抽回,以免在拔管时残留栓塞剂反流入主动脉,引起误栓塞。

(10)对栓塞部位应尽可能做到超选择插管,以求最低程度地损伤正常部位。

(二)栓塞方法

血管栓塞术的技术要点为将导管选择性插入靶血管,并以适当的速度注入适量栓塞剂,使靶血管达到不同程度的闭塞。根据不同的栓塞剂、栓塞目的、部位、程度和器官的血流动力学改变,其方法亦不同。

1.低压流控法

是指导管插入靶动脉内,缓慢注入栓塞剂,使血流将其冲人血管末梢造成栓塞。由于多血供的恶性肿瘤区的高速血流可产生虹吸作用,栓塞剂往往优先进入肿瘤血管。注射过程需在透视监视下进行,注射压力不可过高,特别在血管栓塞即将完成时。过高的注射压力可造成栓塞剂反流而导致误栓。本方法适于颗粒性栓塞剂的注入。

2.阻控法

是指将导管楔人靶动脉或用球囊阻塞导管,阻断靶动脉血流,然后再注入栓塞剂的方法。适于部分液态栓塞剂的释放。其主要作用为防止栓塞剂的反流和减少血液对液态栓塞剂的稀释,应该加以注意。过高的注射压力仍可造成栓塞剂反流和迫使潜在的侧支通路开放而引起误栓。

3.定位法

是将导管送至靶动脉预备栓塞的部位,然后释放大型栓塞剂或医用胶使局部动脉阻塞。

4.栓塞术的要点

为了达到真正栓塞的目的,虽然在操作方面各种栓塞剂的处理都有所不同,但其共同技术要点如下:

(1)栓塞分为病变的中心部位栓塞与供血血管栓塞两部分。栓塞时视需栓器官与病变性质而定。肿瘤与出血病灶需作中心栓塞或称病灶栓塞,以免供血血管栓塞(或称近端栓塞)后出现侧支循环。

(2)一个病灶有多个供血动脉者,应分别逐支予以栓塞,或可分次栓塞。有时为了可以继续灌注治疗,将其他血管栓塞后,可留一条血管作灌注治疗用。

(3)颗粒栓塞剂栓塞时不能用带侧孔导管,以免栓塞剂阻塞侧孔并使导管不通。

(4)当见到注入的造影剂流动缓慢或停滞时,表明栓塞已完成,过量注入栓塞剂可能反流,故应停止注入。为了栓塞彻底,有时可稍等片刻,待栓塞剂随血流进一步深入时,可以再注入一些栓塞剂,达到完全栓塞的目的。

(5)为了避免当栓塞剂突然注入血流时,大量液体冲入动脉内引起栓塞物反流,应用小注射器,内装1～3ml稀释的对比剂,注射栓塞颗粒。再者,小注射器能产生将栓塞颗粒注入导管所必需的压力。有时栓塞剂可能滞留,使其不可能再注入。这时不要用过分的压力,以免栓塞剂被突然射出或使导管破裂。可以插入导丝,推进栓塞物。

(6)栓塞中应注入少量栓塞剂,即用少量等渗盐水冲洗导管,并观察栓塞情况,不能连续注入栓塞剂。否则,一旦发现血流阻塞,导管内仍有栓塞剂残留,如再注入可能引起反流。

三、护理

(一)手术准备

1.病人准备

同血管性介入治疗术。常规在病人不穿刺一侧的上肢行留置针穿刺,建立一条静脉通道(消化道出血病人一般建立一条以上静脉通道)。

2.药物准备

除按血管性介入治疗术备齐各种药物外,另备:

（1）栓塞剂：根据栓塞部位、病变性质的不同准备好栓塞剂，如吸收性明胶海绵、聚乙烯醇（PVA）、弹簧圈、无水乙醇、微球、碘油等。

（2）抗肿瘤药物：肿瘤栓塞病人，根据肿瘤组织细胞类型和肿瘤生长部位准备抗肿瘤药物，如环磷酰胺、5—氟尿嘧啶、丝裂霉素、平阳霉素、铂类药物等。

（3）止吐药物：如盐酸恩丹西酮、盐酸托烷司琼。

（4）出血病人根据病情备血。

3.器械准备

除按血管性介入治疗术备齐各种器械外，必要时备微导管。

（二）术中护理

除按血管性介入治疗常规术中护理外，尚需做好以下护理：

（1）保持呼吸道通畅，呕吐、咯血时头偏向一侧，及时清除口腔内的呕吐物、血液，并注意保持手术台面的无菌。

（2）随时注意手术的进程，在导管插入病变供血动脉后要灌注或栓塞治疗前，及时地将所需药物配制好，配合医生将抗肿瘤药物通过导管注入病变部位的供血动脉内。行栓塞治疗时，及时碘油与抗肿瘤药物混合成乳剂或混悬剂，并准备吸收性明胶海绵以供双重栓塞时使用。

（3）为避免抗肿瘤药物引起呕吐，常规在注射抗肿瘤药物前注入止吐药物。

（4）肝癌栓塞后，病人可出现疼痛、胸闷、大汗淋漓等不适。应做好病人的心理护理，及时根据医嘱给予吸氧、肌注镇痛剂等对症处理。

四、不良反应和并发症的预防和处理

1.异位栓塞

当操作者经验不足或栓塞血管有血管瘘时可发生异位栓塞，如肺栓塞、脑栓塞等。为防止并发症，在释放栓子时，采用顺血流方向的低压控制流量的灌注技术，避免栓子反流。必要时进行溶栓处理。

2.疼痛

与栓塞剂、栓塞的程度和部位有关，使用镇痛剂量可减轻疼痛。

3.感染

与术中物品污染、栓塞范围过大有关，因此术中应严格无菌操作，术后根据病人情况用抗生素以预防感染。

4.栓塞后综合征

与肿瘤和组织坏死有关，可发生在血管栓塞术后的病例。主要表现为发热、局部疼痛，并伴随恶心、呕吐、腹胀、食欲下降等。应遵医嘱给予镇痛和对症处理。对于术后发热，如体温在38.5℃以下，考虑组织坏死吸收所致，只要病人可耐受，可不进行降温处理；体温在38.5℃以上，应考虑合并感染，遵医嘱进行抗感染、降温处理。

第四节　心血管内异物取出术

经皮心血管腔内异物取出术是经皮穿刺股动、静脉(或利用原血管穿刺通道),根据不同异物的种类、大小、残留位置、血管直径等特征,采用圈套器、异物钳等介入器械进行异物抓取,并取出体外的一种介入技术。心血管腔内异物残留是介入诊断和治疗操作中的一种严重并发症,若不及时处理可导致心血管机械性损伤、穿孔、破裂、栓塞、血栓形成、心律失常和感染等,严重者可导致死亡。

一、适应证和禁忌证

(一)适应证

(1)血管内异物正在或即将对人体造成危害,可用介入手术取出的异物应具有:①X线可视性;②柔顺性较好,无明显倒刺;③可捕获性较好;④未与血管壁融合。

(2)取出该血管内异物可能造成的副作用和风险要小于其继续留在体内对身体损害。

(二)禁忌证

禁忌证包括:①严重心律失常;②伴有赘生物的心内膜炎等;③穿破心血管壁的异物。此时仍以外科手术取出为宜。

二、手术方法

(1)术前常规透视或摄片明确异物的部位、大小、形状,以决定采用的器械、方法、入路。下面以PICC导管的脱落为例。

(2)常规准备消毒铺巾;局麻后采用Seldinger技术穿刺右股静脉或双侧股静脉,插入SF血管鞘,根据PICC导管当时在心血管内的位置和形态决定介入治疗方法。若PICC导管的一端在上下腔静脉内,则直接引入鹅颈套圈,套取PICC导管的游离端,自血管鞘内拉出体外即可;若PICC导管进入心腔和肺动脉内,则引入猪尾导管,钩取PICC导管并旋转,将PICC导管缠绕在猪尾导管上,拉出心腔到下腔静脉内,露出PICC导管的一个游离端,然后引入鹅颈套圈,自暴露的游离端套取PICC导管,解脱猪尾导管,将PICC导管小心拉入血管鞘,将其拖出体外。

三、护理

(一)手术准备

1.病人准备

同血管性介入治疗术。

2.药物准备

同血管性介入治疗术。备地西泮10mg。

3.器械准备

一次性介入手术包SF血管鞘、0.035in超滑导丝(150cm、260cm各1根)、鹅颈套圈器(ev31nc,美国)、SF Cobra导管或猪尾导管、8～12F长鞘等。

（二）术中护理

1.心理护理

血管内异物残留发生后病人及其家属很恐惧。护士应安慰病人，使其稳定情绪，告知并发症及处理措施，争取其配合，同时做好抢救准备。恐慌及过度紧张导致病人缺乏安全感，护理人员必要时陪伴在其身边，消除其不安心理；必要时可通过药物来缓解病人紧张情绪，如肌内注射地西泮 10mg。

2.其他

当异物取出后要妥善保管并记录，术毕交病人和家属过目。

四、不良反应和并发症的预防和处理

（1）异物取出的并发症发生率较低，主要是血管穿孔、破裂。造成血管穿孔、破裂的原因包括异物与血管壁致密融合，强力回收造成血管壁撕裂；异物收入回收鞘或回撤至穿刺处之前，划伤血管壁。预防措施包括捕获异物后回撤过程中，应注意回拉的力度，同时适度旋转回收装置及异物，减轻损伤程度。

（2）如遇异物与血管壁致密融合的情况，应放弃取出，规避风险。

第五节　下腔静脉滤器植入术

下腔静脉滤器植入术是预防肺栓塞的最有效措施。当下肢深静脉、盆腔静脉与髂静脉或下腔静脉血栓形成时，血栓脱落将通过右心房至右心室再至肺动脉，从而栓塞肺动脉。肺动脉栓塞致死已成为世界上继恶性肿瘤、心脑血管病之后的第三大死因，也是医院内突发死亡（猝死）的首位原因。

一、适应证和禁忌证

（一）适应证

（1）肺动脉栓塞或下腔静脉、髂股静脉血栓有下述情况之一者：禁忌抗凝治疗；出现抗凝治疗的并发症；抗凝治疗失败（足量抗凝治疗的同时仍复发肺栓塞及无法达到治疗剂量的抗凝）。

（2）肺动脉栓塞同时存在下肢深静脉血栓（DVT）者。

（3）髂股静脉或下腔静脉有游离血栓或大量血栓。

（4）严重心肺疾病（肺心病合并肺动脉高压）合并 DVT 者。

（5）急性 DVT 欲行介入性溶栓和血栓清除者。

（6）严重创伤伴有或可能发生 DVT 者。

（7）临界性心肺功能储备伴有 DVT 者。

（8）慢性肺动脉高压伴有高凝状态者。

（9）高危险因素者，如长期制动、重症监护者。

（10）高龄病人长期卧床伴高凝血状态。

（11）感染所致下腔静脉内脓毒性血栓。

（12）对急性 DVT，血栓有望在住院期间彻底清除、溶解者，可使用临时性滤器。

(二)禁忌证

(1)下腔静脉直径过大或小,与滤器设计值不符。

(2)经股静脉途径植入时,双侧股静脉、髂静脉和下腔静脉内有血栓。

(3)经颈静脉途径植入时,颈内静脉、头臂静脉和上腔静脉内有血栓。

(4)孕妇(X线辐射影响胎儿)。

(5)广泛或严重的肺栓塞,病情凶险,生命垂危者。

二、手术方法

(一)经股静脉法

(1)首先经健侧或病变较轻一侧股静脉穿刺,置猪尾巴导管于下腔静脉和髂静脉分叉上方,行下腔静脉造影,以便找到双肾静脉开口的位置,并标记清楚,如肾静脉开口位置显示不清,应用 Cobra 导管选择性插双肾静脉并标记清楚。

(2)导入交换导丝,沿导丝置入滤器输送外鞘管及扩张管,使鞘管头端达到肾静脉下方水平,拔出鞘管内芯及导丝。

(3)将预装好含有滤器的输送管沿鞘管送入,透视下将输送管送至肾静脉开口下方,再次确定滤器前端位于最低的肾静脉开口下方 0.5~2.0cm,后退鞘管,滤器逐渐露出鞘管外,直至滤器完全膨胀开。

(4)鞘管退至滤器下方 3~4cm 出复查造影,证实滤器放置位置无误。

(5)拔出外鞘管,穿刺点加压包扎。

(二)经右侧颈内静脉法

此法适于双侧髂静脉血栓累及较广泛的病人。此法除穿刺途径不同于经股静脉法外,还要注意有的滤器有方向性,要注意输送导管内滤器的头尾方向,以免造成放置的方向错误。其余同经股静脉的方法相同。

三、护理

(一)手术准备

1.病人准备

同血管性介入治疗术。

2.药物准备

同血管性介入治疗术。备溶栓药(尿激酶)及急救药物等。

3.器械准备

(1)一次性血管造影手术包一套。

(2)根据治疗需要准备相应的下腔静脉滤器、一次性介入手术包、5F 血管鞘、0.035in 超滑导丝、猪尾巴导管。

(3)滤器准备:因不同生产厂家和不同产品操作方法有所不同。①常用的进口品牌有德国 Braun 公司的临时性下腔静脉滤器和永久性下腔静脉滤器,均为锥形,最大直径为 38mm;临时性下腔静脉滤器,依靠连接杆固定于颈内静脉,适用于各类直径的下腔静脉,并且在下腔静脉内留置长达 6 周后还可以回收取出。②美国 COOK 公司生产的可取出下腔静脉滤器,释放后呈郁金香形,直径是 30mm,作为临时性滤器,置入后 12 周内用专用回收器回收,不取出则成永久性器。③国产永迪(沈阳)和先健(深圳)过滤器直径 30mm。④美国 COOK 公司生产鸟巢滤器,直径为 40mm,由于操作技术复杂已基本退出市场。⑤下腔静脉直径为 13～30mm,平均为 20mm,置入下腔静脉滤器前必须先进行全程下腔静脉造影,测量滤器计划植入区下腔静脉直径,判断双侧肾静脉位置,并确定下腔静脉有无血栓,再选择合适直径的滤器,否则滤器无法牢靠固定于下腔静脉内,甚至滑脱全右心房。

(二)术中护理

(1)心理护理:病人对介入手术室陌生环境及仪器设备感到恐惧。护理人员应向病人简单介绍环境及身边的工作人员,以消除其紧张心理,并作好心理护理,使其更好地配合手术。

(2)协助病人取仰卧位体位,如颈内静脉法助其头偏向一侧,用帽子固定头发,避免手术区污染。

(3)协助医生消毒铺巾,当医生成功穿刺右侧股静脉,置导管于靶向血管成功后,先行下腔静脉造影,再植入滤器于右肾静脉下方 1cm 左右处。

(4)在为病人行下腔静脉造影及滤器植入时,应密切观察其生命体征、神志的变化,并询问病人有无不适。

四、不良反应和并发症的预防和处理

1.滤器的移位和倾斜

滤器向足侧移位无临床意义。向头侧移位可致肾静脉血流受阻。滤器迁移至右心房、右心室、肺动脉可引起心律失常,肺动脉栓塞。可试用介入法将滤器取出,如无效需外科手术取出。滤器倾斜角过大可影响滤器效果。

2.下腔静脉阻塞

术后根据病情给予抗凝治疗是预防血栓形成的有效方法,可采用经导管机械性血栓清除术。

3.下腔静脉穿孔

腹主动脉搏动滤器支脚穿透血管壁,慢性下腔静脉壁穿孔一般不会引起大出血,常无须特殊处理。

4.肺栓塞和肺栓塞复发

先行静脉造影或其他手段判断路径中有无血栓,如输送器通过困难或检出有明确血栓,可考虑由颈静脉入路。也可因滤器倾斜角过大,滤过效果不佳,除积极处理肺栓塞外,必要时考虑置入第 2 枚滤器。术毕回病房后,严密监测生命体征的变化,每 30～60 分钟巡视病房 1 次并做好记录。主动询问病人有无呼吸困难、胸痛、咳血、晕厥等症状。若病人出现上述症状应立即给予平卧、避免做深呼吸、咳嗽、剧烈翻动,同时给予高浓度氧气吸入,并紧急报告医生积极抢救。

5.滤器变形

滤器变形若不影响下腔静脉血流或滤过效果,可不做特殊处理。

6.穿刺点出血

延长压迫止血时间,可避免和减少穿刺点出血。

7.穿刺静脉血栓形成

可做局部溶栓治疗使血栓去除。

第六节　非血管性介入治疗术

非血管性介入治疗是在医学影像设备的监导下对非血管部位作介入性诊治的方法。

一、治疗的方法

1.活检术

抽吸或切割组织或腔内液体组织作细胞学、组织学或生化、免疫组化等检查或检验,如肝、肺等器官取组织做病理活检。

2.引流术

将脓腔、积液排空,促使组织恢复新生,避免病变器官功能损害。

3.成形术

因外伤、肿瘤、放射损伤或手术瘢痕等引起的狭窄腔道扩大,使之通畅,称为成形术。一般用球囊导管扩张,如食管狭窄的球囊导管扩张成形术。

4.造瘘术

通常指对受阻的管腔建立与体外相通的瘘口,避免器官因梗阻造成严重功能损害。但它并不是正常通道,只能作暂时性或永久性姑息治疗手段,如胆道系统梗阻引起肝内胆管扩张、输尿管梗阻引起的肾积水等置管引流术。

5.支架术

将支架转置于腔道的狭窄处使其扩张。如食管支架、胆道支架等。

6.灭能术

通过穿刺针或导管注入无水酒精,使肿瘤、囊肿或增生组织破坏。如囊肿内囊液抽吸后注入无水酒精,使囊壁黏膜失活,不再分泌囊液,也称硬化术。

7.再通术

因病变造成的管腔梗阻,通过物理机械方法使之再通。如子宫输卵管再通术。

8.神经阻滞术

用药物封闭神经节或神经丛,用以止痛。如腹腔神经节阻滞,用于腹部肿瘤的止痛。

二、常用器械

(一)经皮活检针

有抽吸针、切割针和环钻针三类。抽吸针是一种直径较细的简单的斜面针,只能获得细胞学标本;切割针直径较粗,具有不同形状的针尖,能得到组织芯或组织块;环钻针主要用于骨活检。下面介绍一些常用的活检针。

1.Chiba 针

又称千叶针,针径 18~23G,壁薄,针体可弯曲,针尖斜面 75°角,针长 15~20cm。此针用于细胞抽吸活检。

2.Turer 针

针径 16~22G,长 15~20cm,针尖斜面 45 度角,针口四周锐利,针芯头端尖锐,稍突出于套管,此针既可用于抽吸,也可用于切割取组织碎块。

3.Trucut 针

切割针,前端有一 20mm 槽沟,套管外径 1.57mm、2.1mm,针长 15cm 或 20cm,尾端有较长的塑料手柄。

4.Jamshidi 针

用于骨活检,针头呈斜面,针口锐利,切割组织,针径 11G、12G,常用于骨髓、海绵质骨等活检。

(二)经皮引流管

(1)引流管分内引流管和外引流管,胆道还有内外引流管。

(2)外引流管有多种规格,根据引流脏器的不同,引流管的头端有猪尾形弯曲,"Z"形弯曲以及蘑菇形等,引流管一般都开有 14～32 个侧孔,管径有 5～14F 不等,多为不透 X 线的聚乙烯等材料制成。

(3)内引流管又称支撑导管,多用于输尿管的支撑,两端呈猪尾状弯曲,一端放置在肾盂内,另一端放置在膀胱内。

三、护理

(一)术前准备

1.病人准备

病人进入手术室后,护士要热情接待,主动与病人沟通,尽量减少病人进入手术室后的陌生、无助感。根据检查治疗申请单严格核对病人的姓名、科室、住院号、年龄、性别、治疗方式及部位,检查病历的碘过敏试验结果,查看穿刺部位是否备皮。嘱病人先排便,年老、体弱病人要陪同到洗手间。然后协助病人采取适当的体位,妥善安置病人身上所带管道,并注意保暖。指导练习吸气屏气动作,便于手术配合。建立静脉通道,常规在病人不穿刺一侧的上肢建立一条静脉通道。

2.药物准备

(1)0.9%生理盐水 500～1000ml。

(2)利多卡因 1%利多卡因用作局部浸润麻醉。

(3)非离子型造影剂碘海醇、优维显等。

(4)备齐各种抗过敏药物(地塞米松、异丙嗪、肾上腺素等)、心血管急救药物(硝酸甘油、去甲肾上腺素、异丙肾上腺素、阿托品等)、地西泮、镇痛剂(曲马朵、吗啡)、山莨菪碱等。

3.器械准备

(1)根据非血管性介入治疗的不同方法,准备相应的器械。

(2)必要时连接氧气、心电监护仪,微量泵、吸引器、麻醉机、除颤仪等急救设备完好备用。

(二)术中护理

(1)备好器械台。

(2)协助手术医生完成手消毒、穿手术衣、戴无菌手套。

(3)用碘附消毒剂消毒手术部位皮肤,并协助铺无菌单。

(4)严密监测病人生命体征及神志的变化,经常询问有无不适的感觉,并观察病人皮肤有无潮红,丘疹,及时发现不良反应并给予对症处理。

（5）保持病人各个管道的通畅，并注意保暖。

（6）随时根据医生的需要，及时准确地传递各种器械和药物。

（7）随时监督手术人员及参观者遵守无菌操作原则。

（8）穿刺活检的病人应术前准备好玻片、10％福尔马林固定液及标本瓶。

（9）非血管性介入治疗的病人，有部分为门诊病人，对门诊病人治疗结束后要留观30～60分钟，无不适方可离开医院。

第七节　经皮肝穿刺胆管引流术

经皮肝穿胆道引流（PTCD或PTD）由于恶性（如胆管癌、胰头癌）或良性（如胆总管结石）病变，引起肝外胆道梗阻，临床表现为全身皮肤及巩膜黄染、大便呈陶土色、皮肤瘙痒等症状。PTCD可行胆道内或胆道外胆汁引流，从而缓解梗阻，减轻黄疸，为根治手术提供有利条件。行PTCD前需先做经皮肝穿胆管造影，确定胆管梗阻的部位、程度、范围与性质。PTCD有内外引流之分，通过经皮肝穿胆道造影的穿刺针引入引导钢丝，而后拔出穿刺针，沿引导钢丝送进末段有多个侧孔的导管，导管在梗阻段上方的胆管内，其内口亦在该处，胆汁经导管外口连续引流，是为外引流；若导管通过梗阻区，留置于梗阻远端的胆管内或进入十二指肠，胆汁则沿导管侧孔流入梗阻下方的胆管或十二指肠，是为内引流。

一、适应证和禁忌证

（一）适应证

（1）无法切除的恶性肿瘤所致的梗阻性黄疸。

（2）胆管梗阻导致的败血症。

（3）梗阻性黄疸外科手术前减压。

（4）其他治疗措施的辅助治疗。

（二）禁忌证

无绝对禁忌证，相对禁忌证是：

（1）凝血机制有严重障碍。

（2）严重的急性化脓性梗阻性胆管炎。

（3）肝、肾功能不全。

（4）病人年龄过大，全身条件差者应慎重。

二、手术步骤

详见相关疾病章节。

三、护理

（一）手术准备

1.病人准备

除按非血管性介入治疗术准备外，还需向病人解释术中配合的重要性。进针时屏住呼吸快速进针,以免针尖划伤肝包膜;另一方面肝脏随呼吸运动而移动,会使穿刺路径偏离引导线;建立静脉通道;连接好氧气、心电监护仪,微量泵、吸引器、麻醉机、除颤仪等急救设备完好备用。

2.药物准备

同非血管性介入治疗。备镇痛剂,如曲马朵、吗啡等;备阿托品。

(二)器械准备

(1)B超定位架一套。血管造影用消毒包一套。

(2)COOK经皮导入套装　包括22G/15cm穿刺针、0.018in/60cm、导入器。

(3)0.035in亲水超滑导丝及0.035in的硬导丝各一根。

(4)扩张管7F～10F扩张管各一根。

(5)血管鞘4～5F的血管鞘一套。

(6)多用途导管需做内外引流或放置胆道支架的病人需准备一根。

(7)引流管或胆道支架根据胆道造影的情况准备7～10F的胆道引流管,需放支撑架的准备合适的支架。

(8)球囊导管放置支撑架先用球囊导管扩张狭窄的胆管。

(三)术中护理

(1)同非血管性介入治疗:协助病人取平卧位或俯卧位,防止坠床。

(2)当穿刺胆管时,指导病人小幅度呼吸,帮助术者在皮肤处固定穿刺针,病人疼痛应进行安慰,并劝其不能移动身体,以免损伤肝组织。

(3)留置鞘管后,会有胆汁流出,护士可应用弯盘接住胆汁,以保持手术野清洁。

四、术中不良反应和并发症处理

1.胆心反射(迷走神经反射)

是指胆道手术时由于牵扯胆囊,或探查胆道时所引起的心率减慢、血压下降,严重者可因反射性冠状动脉痉挛导致心肌缺血、心律失常甚至心搏骤停等现象,已处于休克或低血压状态下的病人更易发生,应立即停止操作,遵医嘱立即静脉快速推注阿托品0.5～1mg;如2分钟内心率无好转时,可再增加阿托品1～2mg,并大量快速补液,维持有效循环血量。必要时遵医嘱予多巴胺100～200mg加入5%葡萄糖溶液250ml内静脉滴注,直至血压稳定。

2.疼痛

行梗阻胆管狭窄段球囊扩张时,病人可出现扩张部位剧烈疼痛,扩张前肌内注射吗啡10mg。

第八节　经皮肺穿活检术

经皮穿刺肺活检术是在X线透视下定位,或在B超、CT引导下,用细针刺入病变局部,抽取部分细胞或组织,再将这些病变细胞或组织进行病理学检查来明确诊断。瑞典学者于20世纪60年代采用双向影像增强器透视导向下细针穿刺,明显提高了活检成功率,降低了并发症的发生。此后,经皮肺穿活检随着影像导向技术、细针抽吸技术及细胞病理学的发展,逐渐发展并普及应用。

一、适应证和禁忌证

(一)适应证

(1)获取肺部感染病变的细菌性资料。

(2)性质待定的肺内孤立性结节或肿块。

(3)肺部浸润性病变。

(4)诊断原因不明的纵隔肿块。

(5)明确肺恶性肿瘤的组织学分型,为化疗、放疗或手术治疗提供依据。

(6)需确定肺部转移瘤性质者。

(7)一侧肺内有明确的恶性病变,而对侧肺内亦可见结节或肿块,性质尚难确定者。

(二)禁忌证

(1)出血、凝血机制异常及接受抗凝治疗者。

(2)严重心、肺功能障碍,如近期心肌梗死、心力衰竭、严重肺气肿、活动性肺结核、肺动脉高压者。

(3)近期内严重大咯血。

(4)疑血管病变,如血管瘤、动静脉瘘者。

(5)在定位导向设备下病灶显示不清者。

(6)病人不能合作,无法选择正确的体位和控制操作过程。

(7)合并肺内或胸腔化脓性病变者。

二、手术方法

穿刺点确定后,常规消毒铺巾、局麻后在 X 线下透视、B 超或 CT 引导下进行穿刺。

(1)细针抽吸活检的使用方法:当穿刺针垂直进入皮下后,嘱病人屏住呼吸,勿咳嗽,将穿刺针迅速刺过胸膜,在确定针尖位于病灶中央后,常有阻力感,拔除针芯,将活检针接上 10ml 注射器进行抽吸,见有血性物、组织液吸入注射器后,将针芯、注射器内抽吸物,直接涂片 12 张以上,送细胞室检查。

(2)非抽吸活检针活检,不需用注射器抽吸,仅用针在病灶内做提拉旋转运动,并让针留在病灶数分钟后拔针,用注射器推注针腔内的标本。

(3)切割针的使用方法:将针刺入肿块内,接上切割针,张开远端的切割缘,注射器成负压状态,切断病变组织,然后将针连同标本一起拔出.将所取组织置于消毒好的小块纸片上,用福尔马林固定送病理检查。穿刺完毕,压迫穿刺点片刻并覆盖无菌纱布。

三、护理

(一)手术准备

1.病人准备

除常规非血管性介入治疗准备外,进行胸部 X 线或胸部 CT 检查,确定最佳穿刺部位。训练病人平静呼吸下屏气并要求气的幅度及状态保持相对一致,屏气时间在 10 秒以上。

2.药品准备

同非血管性介入治疗准备。

3.器械准备

(1)穿刺针的准备:根据病灶的部位、大小选择合适的穿刺针,尽可能在安全的情况下,获取较多的标本。大致分为以下几种:①抽吸针:特点为针细长,可采用 18～22G 针、日本产 22G 针或 9G 腰穿针,外径 0.7～0.9mm,长度以 12～15cm 较适用,属细胞学活检;②切割针:特点为针芯粗,如 BARD MC1816 活检枪,可采取细胞学或组织学标本;③气钻活检针:因其对组织损伤大,产生并发症多,目前较少使用。主要用于胸壁骨骼病变。

(2)同轴定位针:用于直径＜3cm 或定位困难的病灶,可以一次穿刺多点、多次、多方向取样,避免重复穿刺,减少肺内损伤,降低并发症。常用的是 BARD 公司的 16G×10cm 同轴活检针。

(3)其他:注射器、载玻片、消毒试管、标本瓶、细菌培养瓶、氧气、纱布等。

(二)术中护理

(1)同非血管性介入治疗术,给予氧气吸入。

(2)心理护理,并指导病人保持平静呼吸,肌肉放松,避免咳嗽和过度紧张。

(3)密切观察病情变化,如有剧烈胸痛、呼吸困难和刺激性咳嗽,应立即停止操作,使病人平卧,观察血压和心、肺情况。

四、并发症的观察及护理

(一)气胸

气胸是经皮肺穿活检最常见的并发症,尤其是伴有慢性阻塞性肺部疾病人。预防和护理措施包括:

(1)穿刺时,应选择肿块距胸壁最近的部位,尽量避开正常肺组织及多次穿过叶间胸膜。

(2)进退针过程中,应保持病人体位相对固定,嘱其屏住呼吸,勿咳嗽,迅速刺过或退出胸膜。

(3)术中、术后给予氧气吸入,具有促进气胸吸收的作用,可减少气胸的体积。

(4)穿刺后,病人取术侧朝下卧位,减少气体流向穿刺部位,从而降低气胸发生率。

(5)发生气胸后,应卧床休息,保持安静,给予氧气吸入。轻度气胸可自行吸收;中度可用注射器抽气;重度可放置胸腔闭式引流管。

(二)咯血

均为少量咯血,无须特殊处理可自行停止。

(1)向病人做好解释,消除顾虑。

(2)保持口腔清洁,可用生理盐水或漱口液漱口。

(3)卧床休息,减少活动,并给予清淡、易消化饮食。

(三)空气栓塞

空气栓塞是罕见而又最危险的并发症。穿刺后病人取坐位或直立时,突然出现意识不清、心律失常症状,应考虑空气栓塞。预防及护理措施:

(1)术中应取卧位,禁止取坐位或直立穿刺。

（2）病人在术中或术后应平静呼吸，不要咳嗽及打喷嚏。

（3）穿刺针刺入病灶，拔除针芯连接注射器时，应用酒精棉球堵住针座，连接速度要快，避免气体进入肺静脉。

（4）如发生空气栓塞，应立即取左侧卧位，头低脚高，并给予氧气吸入，静脉滴注激素或立即进入高压氧治疗。

（四）针道种植

经皮针刺肺活检后，肿瘤细胞沿针孔发生种植，是极为罕见的并发症。表现为局部皮下结节或包块。因为细针发生针道转移的可能性几乎不存在，细针穿刺是相当安全的，所以应避免使用粗针，减少并发症的发生。

第九节　输液港植入术

植入式静脉输液港简称静脉港，是一种埋于皮下组织中的植入式可长期留置的中心静脉输液装置，于1983年正式在欧洲市场上推出，最初是为解决某些病人不宜植入长期中心静脉导管，而需要长期输液治疗的病人提供可靠的静脉通道。

一、适应证和禁忌证

（一）适应证

（1）需要长期或重复给药。

（2）需长期进行抽血，输注血液及血制品、营养药及抗生素等。

（3）造影剂推注。

（4）化疗药物输注。

（二）禁忌证

（1）曾出现或可疑设备相关感染、菌血症或脓毒症。

（2）病人体型太小，不适于容纳植入设备。

（3）病人已知或可疑对设备包装内的材料过敏。

（4）合并严重慢性阻塞性肺病。

（5）预期植入部位有放疗史。

（6）预期放置部位既往血栓形成或血管外科手术史。

（7）局部软组织因素影响设备的稳定性和（或）放置。

二、输液港植入方法

（一）输液港结构

BardPort植入式输液港主要由两部分组成。

1.供穿刺用的输液座

三向瓣膜式硅胶导管无须肝素封管，堵管率低，更经久耐用，可在体内长期留置。

2.放射显影的导管

高等级的医用硅胶材料，非常柔软，生物相容性极佳。无血管壁穿透伤；减少血管内皮损伤,降低静脉炎、血栓形成的危险;适宜长期留置,可在体内留置数年。

(二)蝶翼针

经皮穿刺植入于人体的输液港。此针头经输液港穿刺隔垂直插入到注射座腔,药物或输液便可进行注射或连续点滴,经由导管末端流出进入中心静脉。

三、输液港植入步骤

(一)手术入路

(1)颈内静脉入路。

(2)锁骨下静脉入路。

(3)肝静脉入路。

(4)手臂贵要静脉入路。

(5)腋静脉。

(6)股静脉。

(二)手术步骤

1.导管植入

通常选颈内静脉或锁骨下静脉入路。可以按解剖标志或者超声引导经皮穿刺锁骨下或颈内静脉;将导管放人上腔静脉,理想的导管末端位置为上腔静脉和右心房交界处;

2.输液座的植入

导管位置确立后建立输液港囊,一般在静脉通路牢固并确认导管尖处于合适位置后进行。在前胸壁锁骨下 2～3cm 单独做一切口,然后做一囊袋并将输液港放置于此,通常将输液港常与胸肌筋膜缝合在一起。导管通过皮下隧道后依靠导管锁与输液港相连。埋置输液座的皮下组织厚度以 0.5～1.5cm 为宜。

四、护理

(一)手术准备

1.病人准备

同血管性介入治疗术。协助病人平卧或头偏向一侧,脱下上衣,消毒手术区域。

2.药物准备

肝素盐水 1000ml,肝素 1 支;1% 利多卡因 20ml 用作局部浸润麻醉。

3.器械准备

一次性介入手术包、输液港套装、附件(蝶翼针、微穿刺鞘)、缝线、透明贴;必要时备 150cm 导丝一根。

(二)术中护理

除按血管性介入治疗常规术中护理外,尚需做好以下护理:

(1)安装前测量、预冲(无损伤针)。

(2)插管前应用无菌生理盐水预冲导管和输液座,排出系统内的空气,防止空气栓塞。

(3)安装完毕后应推注 10ml 生理盐水确认导管通畅,再缝合皮囊。

(4)协助医生填写病人输液港的安装记录(包括目录号和货运号),输液港维护手册。

五、不良反应和并发症的预防和处理

(一)并发症

近期并发症常见气胸、气栓、纵隔血肿。预防关键在于医生在术中利用引导设备进行穿刺、仔细操作,注意排气。远期并发症导管破裂、血管栓塞、导管闭塞、导管移位、感染。术后规范化管理是预防和减少术后远期并发症的重要因素。

(二)伤口感染、导管相关性血液感染

导管相关性血液感染是指血管内插管的病人出现了菌血症,外周静脉采血做血液培养至少有一次结果为阳性,且病人有感染症状,并除外导管因素以外的其他血液感染的途径。如果在血液感染发生前48小时内使用过中心静脉导管,则此次感染与导管相关。表现为局部红肿、发热等。处理:

(1)术中严格无菌操作。

(2)遵医嘱每日伤口换药、引流、抗菌药物治疗。

(三)纤维蛋白鞘的处理

纤维蛋白鞘是静脉留置导管后导管表面常见的一层膜状物,是导管功能障碍最常见的原因,也是导致血栓形成、继发感染、肺栓塞等一系列严重并发症的原因。为了预防纤维蛋白鞘的出现,可以增加冲洗导管的频率。如果无效,可以按医嘱,以尿激酶处理导管,溶解沉积于导管开口处的纤维蛋白。

血栓形成的表现及处理:表现为输液速度变慢肩部、颈部疼痛、同侧上肢水肿或疼痛、发热等。处理:

(1)消毒、使用无损伤针穿刺输液港。

(2)接 20ml 注射器,轻柔注入 2ml 尿激酶(5000U/ml)。注意儿童输液港用量酌情减少。

(3)保留 15 分钟。

(4)将输液港中的尿激酶和血块等抽回。

(5)若抽不到回血,重复灌注尿激酶。

(6)导管通畅后,使用 20ml 以上的澄清生理盐水以脉冲方式冲干净导管并正压封管。

(四)药物外渗

可能原因是蝶翼针固定松脱、蝶翼针过短无法进入到输液座、导管锁脱落、穿刺隔损坏导致外渗、导管破裂,病人出现痛、肿、血肿。处理如下:①重新固定;②选择合适长度的蝶翼针重新穿刺;③立即联系医生,进行处置;④须使用 10ml 以上注射器进行冲管,以避免产生过大的压力。

(五)Pinch-off 综合征(导管夹闭综合征)

原因是导管通过位于锁骨和第一肋骨间的锁骨下静脉,由于此空间角度过小,导管受到挤压,使上肢放下时或病人保持某种体位时输液不畅。处理:

(1)输液时抬臂。

(2)有导管断裂的潜在风险,当输液时发生肿、痛,拍片确定导管位置。

(3)如发生导管断裂,应立即进行介入手术取出。

（六）病人皮肤勾伤

可能原因是插入无损伤针时用力过大、无损伤针重复使用。处理：

(1)留意隔膜是否已遭破坏而引发输液外渗。

(2)严禁重复使用无损伤针。

（七）输液座完全阻塞

可能原因是：冲管不充分、未保持正压方式移除蝶翼针或无损针、每次输液前抽回血后，未用 20ml 生理盐水冲洗、未正确封管。处理：尿激酶 5000U/ml 灌注 20～30 分钟。

（八）导管脱落或断裂

原因可能与导管老化、放置位置、化疗药物种类和导管持续使用时间、护理方式不当有关。病人表现为肩部、颈部痛、可以冲管但不能抽回血、穿刺点处可见漏液。处理：立刻与主治医师联系安排将断裂的导管取出，并安抚病人情绪。

六、输液港使用和维护

（一）使用及维护流程

消毒注射部位→无损伤针穿刺输液港→抽回血→用 10ml 以上注射器脉冲式冲洗导管→静脉点滴→生理盐水/肝素冲管。

（二）维护物品准备

洞巾、小药杯、弯盘、碘附、酒精、无菌棉签、无菌手套、透明贴膜、10ml 以上注射器、输液港专用无损伤针、无菌胶带、肝素帽、肝素稀释液、生理盐水。

（三）维护步骤

(1)接触，确认注射坐的位置，洗手，戴无菌手套_÷以镊子夹持酒精棉块，以注射座为中心，螺旋状消毒，直径 10～12cm，同法以碘附棉块消毒三次。

(2)100ml 注射器抽吸 10ml 生理盐水，连接无损伤蝶翼针，排气。

(3)固定输液座，进针。

(4)回抽见回血，证实针位置无误。

(5)脉冲冲管后，夹闭延长管，安装肝素帽(或直接连接注射器、输液装置)，行后续治疗。

(6)每天治疗结束后，常规脉冲冲管(有节律的推—停—推)、正压封管，使用透明贴膜固定穿刺部位。

（四）注意事项

(1)必须使用无损伤针穿刺输液港。

(2)冲洗导管、静脉注射给药时必须使用 10ml 以上的注射器，防止小注射器的压强过大，损伤导管、瓣膜或导管与注射座连接处。

(3)每次给药后都以标准方式冲洗导管。

(4)输血、输高黏滞性药物后应立即用脉冲手法冲洗导管后再接其他输液。

第四章　介入手术室急救

介入手术治疗虽然是微创手术,但也存在一定的风险。手术中可能会出现一些危急情况,如低血容量性休克、过敏性休克、呼吸心搏骤停等。能否及时无误地救护直接关系到病人的安危和抢救的成败。因此,介入手术室护士应具备丰富的专科知识及临床经验,熟练掌握心电监护仪、除颤器等仪器的使用以及心肺复苏等急救技术;同时,介入手术室护士具备良好的心理素质,在抢救过程中能处于冷静敏捷状态,及时正确地观察、判断、处理各种情况,熟练配合医生进行抢救工作。

第一节　常备急救仪器

一、心脏除颤器

心脏除颤器又名电复律机,是一种应用电击来抢救和治疗心律失常的一种医疗电子设备。它采用电脉冲对病人进行心脏转复、除颤,在极短促的时间内将高能直流电通过除颤的电极板对心脏放电,使整个心脏除极化,中断各种折返途径,消除各种异位兴奋,使病人恢复窦性心律。

(一)操作程序

(1)评估病人:了解病人病情,评估病人意识、大动脉搏动情况、心电图状况以及是否有室颤波。

(2)备齐用物,迅速将除颤器推至病人床边。

(3)接好电源(如已充好电,则可以不接电源)。

(4)将电极片连接监护导连线,按照标识要求将电极片贴于病人胸部正确位置。避开除颤部位及伤口(如病人已有心电监测,则此步骤可省略)。

(5)打开除颤器开关,将按钮调节至监护状态。观察病人心律情况。

(6)在除颤器电极板上均匀涂抹适量导电糊或者生理盐水纱布。

(7)选择非同步电复律方式。

(8)正确选择除颤能量,按充电按钮充电。

(9)将电极板按照标识分别放于病人心尖部和心底部。电极板与病人皮肤紧密接触,压力适当。除颤前确定周围人员身体无直接或间接与病人接触。

(10)操作者双手拇指同时按压放电按钮电击除颤。

(11)观察病人心律情况,判断除颤是否成功。如未成功,可重复电除颤。

(12)记录心电图波形。

(13)为病人擦净胸部导电糊。整理床单位。

(14)清理用物。

(二)注意事项

(1)除颤器作为抢救设备,应始终保持良好性能,蓄电池充电充足,方能在紧急状态下随时能实施紧急电击除颤。

(2)除颤前确定病人除颤部位无潮湿、无敷料。如病人带有植入性起搏器,应注意避开起搏器部位至少10cm。

(3)动作迅速、准确。操作者除颤电击时身体不能与病人接触,不能与金属类物品接触。

(4)使用完毕,应擦净电极板,清理导线,放置整齐。

二、微量注射泵

微量注射泵是电子度量液体输入血管速度的一种电子机械装置,其目的是按要求以恒定的速度输注定量的液体。

(一)操作程序

(1)评估病人病情及配合能力,评估微量注射泵功能:连接泵电源后按电源开关键,绿色指示灯亮。

(2)根据医嘱准备药液,将装有药物的注射器与延长管相接,并排尽管内空气。松开微量泵旋钮,将注射器固定于凹槽内,然后将旋钮固定住,并将延长管的另一端与静脉通路连接。

(3)按数字设置键调节速度(遵照医嘱的要求)。

(4)按启动键后泵即开始工作(工作指示灯亮)。

(5)告知病人穿刺侧肢体勿剧烈活动,勿搬动输液泵和调节输注速度,保证用药安全。

(二)注意事项

(1)微量泵一般可以固定在输液架上,必须注意把固定螺丝旋紧防止摔坏。

(2)为了保证用药剂量准确,应在泵入速度设置准确后方可泵入药物,并在注射器上贴上标签,注明病人床号、姓名、药物名称、时间、日期等。

(3)严格遵守无菌操作,注射开始时应在注射器活塞上盖一块无菌纱布,防止药物污染。

(4)注意观察用药效果及不良反应,根据病情及时更换药物或改变注射速度。

(5)尽量缩短更换注射器所用时间,药物注射完毕前3分钟微量泵自动报警,此时应将其他药物准备好。

(6)电池用完时,应及时更换电池。如为蓄电池不可一次用空,应及时充电,保证电量充足。

(7)微量泵使用完毕应擦净可能滴在机器上的药液,放在固定的位置,避免受压。

三、心电监护仪

心电监护仪是监测病人生命体征的重要工具之一,它为评估病情、治疗及护理提供重要的依据。

(一)操作程序

(1)检查监护仪是否处于功能状态及导联线是否连接正确。

(2)连接监护仪电源,打开主机开关。

(3)无创血压监测

1)选择正确的部位,绑血压计袖带,将有标志的箭头指向肱动脉搏动处。

2)设定测量间隔时间。

3)按测量键。

(4)心电监测

1)暴露胸部,正确定位(必要时放置电极片处用75%酒精清洁)。

2)将电极片连接心电导联线,贴在病人胸部正确位置上。

3)选择 P、QRS、T 波显示较清晰的导联,调节波幅。

(5)监测 apo_2 将 apo_2 传感器安放在病人身体的合适部位。红点照指甲,置于血压计袖带不同的肢体。

(6)根据病人情况,设定各项报警限,打开报警系统。

(7)调至主屏。监测异常心电图并记录。

(二)注意事项

(1)定期更换电极片安放位置,防止皮肤过敏和破溃。

(2)报警系统应始终保持打开,出现报警应及时正确处理。

(3)安放监护电极时,必须留出一定范围的心前区,以不影响在除颤时放置电极板。

(4)对需要频繁测量血压的病人应定时松解袖待片刻,以减少因频繁充气对肢体血液循环造成的影响和不适感,必要时应更换测量部位。

(5)定时更换 apo_2 传感器位置,避免置于涂指甲油或患有灰指甲处,观察皮肤颜色温度。

四、简易人工呼吸气囊

呼吸气囊又称加压给氧气囊(AMBU),它是进行人工通气的简易工具。与口对口呼吸比较,供氧浓度高,且操作简便。尤其是病情危急,来不及气管插管时,可利用加压面罩直接给氧,使病人得到充分氧气供应,改善组织缺氧状态。

(一)操作程序

(1)检查呼吸气囊的性能。如有心跳者则按下面流程操作。

(2)协助病人采用去枕平卧位,评估呼吸道分泌物、异物,有无活动义齿。

(3)清除呼吸道异物及分泌物。

(4)将呼吸气囊连接氧气,调节流量 8~10L/min(如为气管插管者,需取下呼吸气囊的面罩,连接气管插管直接进行人工呼吸)。

(5)开放气道方法

1)仰头抬颏法(注意保护颈椎):操作者一手置于病人前额,手掌向后下方施力,使头充分后仰,另一手示指、中指将颏部向前抬起,使耳垂与下颌角连线与地面垂直。

2)仰头抬颈法:操作者一手抬起病人颈部,另一手以小鱼际部位置于病人前额,使其头后仰,颈部上托。

3)双上颌上提法:操作者双肘置病人头部两侧,双手示、中、无名指放在病人下颌角后方,向上或向后抬起。

(6)一手以"EC"法固定面罩,另一手挤压呼吸气囊。每次送气 400~600ml,频率 10~12次/分,小儿 16 次/分,婴儿 20 次/分,人工气道挤压频率为 12~20 次/分。

(7)病情观察发绀减退；面色、甲床转红润；自主呼吸恢复；监测血氧饱和度达96%以上。

(8)抹净病人口唇周围分泌物。

(9)整理用物及床单位。

(10)记录。

(二)注意事项

(1)急救意识强,处理动作迅速,争分夺秒就地抢救。

(2)有效清除口咽分泌物、异物,保证气道通畅。

(3)注意保护颈椎,防止损伤及其他并发症。

(4)使用简易呼吸器囊容易出现活瓣漏气,使病人得不到有效通气,所以要定时检查、测试、维修和保养。

(5)挤压呼吸囊时,压力不可过大,以免造成病人胃部胀气。

(6)发现病人有自主呼吸时,应按病人的呼吸动作加以辅助,以免影响病人的自主呼吸。

(7)对清醒病人做好心理护理,解释应用呼吸气囊的目的和意义,缓解紧张情绪,使其主动配合,并边挤压呼吸囊边指导病人"吸……""呼……"。

(8)用后及时消毒,将简易呼吸器各配件依顺序拆开,置入2%戊二醛碱性溶液中浸泡4~8小时,取出后使用清水冲洗所有配件,去除残留的消毒剂。

第二节　介入手术室常见急症的抢救应急预案

介入放射诊疗技术因创伤小、疗效高在急诊抢救中为临床医生所认可。尤其在对于各类急诊出血性疾病,介入技术的准确定位和栓塞往往能在整个急救过程中起到确定性的作用。为提高介入科整体应对能力,提升快速反应和应急处理效能,介入手术室应制定好各种情况下的应急预案。本节是介入科常见急症的抢救应急预案。

一、急危重症病人抢救处理的应急预案

(1)介入手术室手术器材、敷料应足量备货,由专人负责管理,每日清点补充,及时补充、更换、维修、消毒,以保证应急使用;对特殊器械及抢救仪器应定期检查使之处于功能状态;备有足量抢救物品及药品,以保证突发抢救时的使用。

(2)各类抢救物品、药品、仪器固定放置并保持性能良好,严格交接并记录。

(3)医生接到急症会诊电话后通知介入手术室护士准备手术间,急危重症病人进入手术室,护士要了解病人的病情,进行心电监护,注意观察病人的神志、瞳孔,皮肤、口唇颜色,肢体温度,尿量及生命体征等情况。

(4)立即吸氧,必要时给予吸痰,保证呼吸道通畅;开放两条以上留置针静脉通道,保证抢救药物有效输注。

(5)全体医护人员均应熟练掌握各种抢救技术,熟悉抢救物品的使用方法,严格执行各项操作规程和急救规程;要有高度的责任心和应急能力,所有相关人员应全力以赴投入急危重症病人的抢救工作。

(6)根据病人的病情,合理安排抢救人员,由科主任统一指挥。护士密切配合手术医生进行抢救,做好病人的心理护理,使之配合治疗。

(7)做好医疗记录,各班分工协作。按医院管理规定及时上报相关管理部门。

二、病人心搏呼吸骤停的应急预案

(1)介入手术室医务人员熟练掌握心肺复苏流程及各种急救仪器的使用方法和注意事项,急救物品做到四固定(定种类、定位放置、定量保管、定期消毒),每班清点,完好率达100%,保证应急使用。

(2)病人进入手术室,在手术开始前或手术中发生心搏呼吸骤停时,医护人员迅速判断病人神志、大动脉搏动、呼吸等情况,立即行心肺复苏,保持呼吸道通畅,吸氧8~10L/min,胸外心脏按压、气管插管,同时呼叫其他医务人员帮助抢救。

(3)快速建立静脉通道,必要时开放两条静脉通道,遵医嘱给予抢救药物输注。

(4)在抢救过程中应注意脑复苏,必要时使用冰帽保护脑细胞。

(5)密切观察病人的生命体征、意识及循环恢复情况,必要时行电除颤和心脏临时起搏;记录出入量;遵守无菌原则,预防感染。

(6)参加抢救的人员应注意互相密切配合,有条不紊,药物严格核对;口头医嘱应复述一次无误后再执行,保留抢救药物的安瓿。

(7)医护人员严格遵守科室各项规章制度,坚守岗位,密切观察病人的病情,并准确地记录抢救过程。

三、病人突发心室颤动的应急预案

(1)介入手术室应备有足量的抢救物品、药品和急救物品。除颤仪处于备用状态,医护人员熟练掌握各种抢救技术及心肺复苏流程、除颤仪的使用。术前建立良好的静脉通道。

(2)病人突发心室颤动时,根据医嘱应用抗心室颤动及抢救药物。立即行非同步直流电除颤,如不成功,可重复除颤,最大能量为360J。立即给予氧气吸入,行胸外心脏按压,必要时行人工呼吸、气管插管,密切观察病人的病情变化,给予心电监护,以便及时发现心室颤动的发生,尽快采取抢救措施。同时呼叫其他医务人员帮助抢救。在抢救过程中应注意脑复苏。

(3)参加抢救人员应注意互相密切配合,对症处理,严格查对。

(4)病人病情好转,生命体征平稳后,擦净病人胸口的皮肤,及时准确地记录抢救过程,安全转运回重症监护病房。

四、病人突发迷走神经反射的应急预案

(1)各种抢救药品及器械处于功能状态。

(2)病人手术前建立良好的静脉通路,给予心电监护,严密观察病人的生命体征变化,一旦出现面色苍白、血压下降、心率减慢、出汗、恶心等迷走神经张力增高表现,可加快输液,遵医嘱给予阿托品0.5mg静脉推注,可根据情况再次用药。

(3)注意补液充足,避免因血容量不足引起的迷走神经反射。

(4)正确拔管在拔除鞘管前先给予快速补液,穿刺点周围应用利多卡因局部麻醉,拔鞘管时,术者操作应熟练,避免粗暴拔管。拔管的同时,医护人员也可与病人交谈,询问有无不适,

以分散其注意力,减轻疼痛或紧张感;对心律缓慢和血压偏低者,可在拔管前给予多巴胺和阿托品。适当力度进行加压包扎。

(5)病人在术中及术后拔管过程中要严密观察生命体征及病情变化。

(6)病人如有尿潴留,膀胱的过度充盈也易诱发迷走反射出现,术前应排空膀胱,术中及术后协助排尿,必要时行导尿。

(7)重视病人的心理护理,避免病人出现精神紧张、焦虑不安等负性心理。

五、出血性疾病应急预案

(1)各种抢救药品及器械处于功能状态。

(2)病人进入手术室,安抚病人,病人头偏向一侧,保持呼吸道通畅,吸氧,根据情况调节氧流量,必要时用吸引器清理口鼻分泌物。

(3)行心电监护,严密观察病人的生命体征变化,包括神志、皮温、尿量和末梢循环情况,记录出血量。

(4)建立静脉双通道,保持输液通畅,备血,快速补充血容量;根据医嘱用升压、止血药物。

(5)向家属交代病情,通知相关科室准备进一步处理;若呼吸、心跳停止,立即心肺复苏。

(6)及时准确地记录抢救过程,安全转运回重症监护病房。

六、血压升高应急预案

(1)严密监测病人血压、心率等生命体征。

(2)给予病人心理安慰,消除其紧张情绪,必要时遵医嘱给予镇静剂如地西泮等。

(3)告知病人手术前一晚保证休息,术前排空大小便,尽可能排除术中引起血压升高的因素,高血压病人按常规服降压药。

(4)排除因疼痛所致的血压升高,遵医嘱给予镇痛药物,如肌内注射盐酸曲马朵或吗啡等。

(5)对血压持续升高的病人,遵医嘱给予口服降压药如硝苯地平片、卡托普利等;和(或)静脉输注降压药物如硝普钠、乌拉地尔等合理控制血压。

七、血压下降应急预案

(1)严密监测病人血压及心率、血氧饱和度、面色、尿量等情况。

(2)准确判断出现低血压的原因,给予对症处理。若因禁食禁饮引起的血压下降,术中可给予补液、扩容治疗,依据心率和血压恢复情况,决定是否使用升压药物治疗。

(3)行球囊扩张或支架置入术前预先准备好阿托品、多巴胺、肾上腺素等药物,并密切监测血压变化。

第三节　休克的抢救

休克(shock)是人体对有效循环血量减少的反应,是由于组织血流灌注不足引起代谢障碍和细胞受损所致。休克可分为低血容量性休克、感染性休克、心源性休克、过敏性休克和神经性休克五种,介入手术室常见的是低血容量性休克和过敏性休克。

一、治疗原则

(1)补充血容量。

(2)治疗病因。

(3)制止出血。

二、低血容量性休克的抢救

多见于食管胃底静脉曲张破裂、肝脾破裂、宫外孕、咯血等出血性疾病。

(1)病人送入手术室后,平躺于手术床上,双下肢分开并外展,用支架托起病人双侧手臂,用约束带将病人四肢固定于手术床上,防止坠床。

(2)保持呼吸道通畅,头偏向一侧,及时清除呼吸道的血块,给氧,上心电监护。

(3)迅速建立静脉通道,于上肢大静脉处用 18～20G 静脉留置针建立至少两条静脉通道,以保证输液的速度。输液应先快后慢,但应避免过快、过多引起心力衰竭、肺水肿等并发症。

(4)抽血、备血。

(5)密切观察病人意识、生命体征、尿量的变化,及时发现休克的早期症状。

(6)注意保暖,保持室温在 22～26℃。大量输入库血时,应将库血适当加温,以防止病人体温过低,加重病情。每输完 1000ml 库血后应静脉注射 10% 葡萄糖酸钙 10ml,以中和枸橼酸。

(7)迅速、准确执行各项医嘱,按医嘱用药。对于口头医嘱应重复一遍确认无误后方可执行。

(8)备好相关手术器械,积极配合医生手术止血。

(9)纠正酸碱平衡失调,及时抽取血液标本送血气分析,根据实验室报告,执行医嘱用药。

(10)在使用血管活性药物时,应根据血压随时调整输注速度,防止药液外渗,引起组织坏死。

三、过敏性休克的抢救

多见于造影剂严重过敏反应。

(1)立即停止使用造影剂。

(2)迅速建立静脉通道,给予地塞米松静脉注射,异丙嗪肌内注射,必要时给予肾上腺素。

(3)保持呼吸道通畅,及时清除呼吸道的分泌物,给氧,上心电监护。如有喉头水肿,应行气管插管或切开。

(4)密切观察病人意识、生命体征、尿量的变化。

(5)迅速、准确执行各项医嘱,按医嘱用药。对于口头医嘱应重复一遍确认无误后方可执行。

(6)在使用血管活性药物时,应根据血压随时调整输注速度,防止药液外渗,引起组织坏死。

第四节　心脏骤停的抢救

呼吸、心搏骤停是手术过程中最严重的意外,必须立即进行心肺复苏。复苏术是以心脏按压暂时维持人工循环,以人工呼吸代替病人的自主呼吸,建立有效的循环和呼吸,促使脑功能的恢复。

一、心脏骤停的先兆

(1)凡清醒的病人突然意识丧失,大动脉(颈动脉、股动脉)摸不到搏动。

(2)心电监护仪显示心率变慢、血压明显下降、频繁多源或成对的期前收缩、频繁极快的室性心动过速、明显的房室传导阻滞或呼吸变浅、呼吸节律失常等。

(3)穿刺点不出血。

二、治疗原则

(1)恢复循环功能。

(2)维护呼吸道通畅,恢复呼吸功能。

(3)预防及减轻大脑因缺氧而引起的损害,力争脑功能的完全恢复。

三、抢救配合

人工呼吸和胸外心脏按压必须同时进行,这是保证机体重要脏器供氧与二氧化碳排出,降低致残率、减少死亡的重要措施。

(一)人工呼吸

(1)保持呼吸道通畅,病人仰卧,去枕,将头后仰并拖住下颌,迅速清除口鼻腔内分泌物,取出义齿。用约束带将病人四肢固定于手术床上,防止坠床。

(2)配合医生行气管插管。

(3)使用简易呼吸器,将口罩紧贴于病人口鼻上,或将呼吸器与气管插管套管相接,然后间歇的、有节律的挤压呼吸囊(一次 500～1000ml 气体),形成被动吸气下呼气,12～16 次/分。使用自动呼吸器时,应严密观察病人情况,随时调整各项参数。

(二)胸外心脏按压

(1)术者一手掌根置于胸骨中下段 1/3 处,双手掌掌根上下重叠且手指头交叉互握紧,肘关节伸直,借身体和上臂的力量,向脊柱方向垂直按压,按压频率为 80～100 次/分。按压与放松的时间大致相等,放松时掌根部不得离开按压部位,以防位置移动,但放松应充分,以利血液回流。若为小儿,只用一掌根按压即可,频率为 100 次/分。新生儿可用 2～3 指的压力按压,频率为≥120 次/分。

(2)按压与人工呼吸比率,一人施救时,按压 30 次,人工呼吸 2 次;两人施救时,按压 5 次,人工呼吸 1 次。

(3)在进行人工呼吸时,应暂停按压。

(三)胸外电除颤术

(1)除颤前,正确连接各部件、检查仪器性能、接电源,做好除颤前准备工作。

(2)电极板涂导电胶或用生理盐水纱布包裹,分别放置在心尖部和胸骨右侧缘第二肋间。

(3)术者手持电极绝缘柄,身体离开病人和床,按下放电钮。病人抽动一下,立即观察心电图,并听心音。若仍有心室纤颤,可准备第二次除颤。

(四)其他

(1)给予心电监护,备齐各种急救药品和器材,并使其处于功能状态。

(2)迅速建立静脉通道,穿刺困难者,协助医生行中心静脉置管或静脉切开。

(3)迅速、准确执行各项医嘱,按医嘱用药,对于口头医嘱应重复一遍确认无误后方可执行。空安瓿、输液袋应保留至抢救结束,以便核对。

(4)密切观察病人意识、生命体征、尿量的变化。

(5)及时准确留取各种标本。

(6)注意保暖,心跳一旦恢复并稳定后即可给予冰袋、冰帽做头部降温。

四、复苏有效指征

(1)心电图恢复。

(2)触及大动脉的搏动。

(3)瞳孔缩小、对光反射、睫毛反射及吞咽反射恢复。

(4)自主呼吸恢复。

(5)皮肤、口唇发绀逐渐减轻。

(6)收缩压>80mmHg。

第五章　介入放射手术常用药物

介入放射治疗中常用药物很多,以动、静脉用药和外用消毒药为主,如造影剂、局麻药、镇静止痛药、抗过敏药、升压药、强心药、抗凝药、溶栓药、抗肿瘤药等。介入手术室应建立健全严格的药品管理制度,指定专人管理药品。护士在严格执行医生医嘱的同时,自身也要对常用的药物有一定的了解,熟练掌握各种药物的药名、剂量、使用方法、作用机制、不良反应、配伍禁忌及存放位置,以利于介入诊疗准确、及时、有效地进行。

第一节　药品的管理

一、药品管理制度

(1)介入手术室应设立药品柜,防腐剂、外用药、消毒剂等药品与内服药、注射剂分区储存。

(2)抗肿瘤药应专柜专用,统一贴上标签,并指定专人管理药品。

(3)毒麻药、抗肿瘤药和贵重药必须上锁,建立严格的领取和交接班制度,由护士长和管药护士共同管理。每天清点毒麻药处方和药品基数,发现不符及时查明原因。

(4)生物制品、血液制品及需要低温储存的药品应放在冰箱内保存,每周定期清理1次,保持冰箱内整洁。

(5)根据用量设定药品基数,不宜过多,以免过期。

(6)药品名称、外观或外包装看似、听似、一品多规等易混淆药品应相对分开存放,不可相邻摆放,并有明显的警示标志,避免药品混淆。

(7)高危险药品存放应标识醒目,提醒使用人员注意。

(8)定期检查药品柜、急救车、冰箱内的药品,发现过期、变色、浑浊或标签模糊不清的药品应丢弃,不得使用。

二、药品使用制度

(1)严格三查七对制度,"三查"即摆药时查、给药,注射前查、给药,注射后查。"七对"即对床号、姓名、药名、剂量、浓度、用法、时间。

(2)术中用药多为口头医嘱,护士在执行前应复述一遍,无误后方可执行。

(3)术中用药要求快速、及时、准确,抢救病人时更是分秒必争,护士应熟悉各种药物的药名、剂量、使用方法、作用机制、不良反应、配伍禁忌及存放位置,以利于抢救配合。

(4)静滴硝普钠等降压药时要注意避光,可用避光注射器或黑色避光袋;药物静滴时,防止渗漏到血管外,引起组织坏死。

(5)护士应掌握常用药品的配伍禁忌,正确使用药物溶媒,如去甲肾上腺素、奥沙利铂静滴时不能用生理盐水配制等。

(6)使用高危药品应选择合适的输注途径进行输注,严密观察用药效果,尽量避免不良反应的发生;一旦发生不良反应,立即通知医生、护士长,给予相应的正确处理措施。

(7)手术室外用消毒剂较多,护士必须熟悉每种消毒剂的用法、有效浓度、达到消毒的时间以及对人体和物品有无损害等特点,同时指导其他人正确使用。

(8)药品使用中发生差错、事故等应及时上报。

三、急救药品的管理制度

(1)急救车备一份急救药品的目录清单,包括急救药品的药品名称、规格、基数。

(2)药品的取用实行"左进右出",即每次取用从该药的最右边开始,每次的补充根据药品的有效期决定。若补充的药品有效期较已有的药品有效期远,则补充的药品摆放在最左边;若补充的药品有效期较已有的药品有效期更近,则补充的药品摆放在最右边;以保证每次所取用的药品均为效期最近的药品。

(3)急救车内药品按基数与医院统一规定的排列顺序保持一致,做到四定:定位置、定专人管理、定数量、定品种。

(4)专人管理每天检查,及时补充。

第二节　对比剂

对比剂又称造影剂,是介入放射学操作中最常使用的药物之一。自伦琴第一次发现 X 线后,含碘的对比剂即得到应用。随着临床诊断的需要,人们不断地在研究和发展着对比剂。迄今为止,DSA 检查中所使用的经肾脏排泄的对比剂主要分为两大类:离子型和非离子型对比剂,它们均为含碘的水溶性对比剂。

一、离子型对比剂

离子型对比剂是三碘苯甲酸盐,主要是钠和葡甲胺盐,其在水溶液中都可离解成带有正负电荷的离子,并以原形排出体外,故称之为离子型对比剂。离子型对比剂的渗透压可高达 $1400\sim2000mOsm/(kg \cdot H_2O)$,比血液渗透压[$300mOsm/(kg \cdot H_2O)$]高数倍,故又称为高渗对比剂(HOCM)。高渗透压是导致其不良反应的主要原因之一。国内常见的离子型对比剂是复方泛影葡胺(urografin),其是 3,5-二乙酰胺基-2,4,6-三碘苯甲酸钠盐与葡胺盐的混合物,分为 60%和 76%两种浓度,是一种无色透明或微黄色的水溶液,有一定的毒性,在使用中可产生一定的副作用:如心血管造影时,可使呼吸、血压和心电图发生一定的变化,冠状动脉造影时可引起心室纤颤、心肌收缩无力和心肌损害。但其有价格低廉、用途广泛等优点,在低剂量、低浓度使用时较为安全。注意在使用前应做碘过敏试验。

二、非离子型对比剂

非离子型对比剂是三碘苯甲酸酰胺类结构的衍生物,具有低渗透压、低黏度及低毒性的优点。非离子型对比剂不被电离,在溶液中是分子状态,无导电性,渗透压低;渗透压低和非离子化,使之对红细胞、血液流变学、血-脑屏障的影响大为减轻;对血浆渗透压无影响,使其对神经、心血管系统的影响较小,全身耐受性优于离子型对比剂,并且含碘量高,对比效果好,因而在国内得到广泛应用。

非离子型对比剂则以每毫升溶液中含有多少毫克碘代表其浓度,如 350 表示每毫升该溶液含碘 350mg。常见的非离子型对比剂有碘帕醇(化学名为碘异酞醇)、优维显(化学名为碘普罗胺)、碘海醇、典迈伦(化学名为碘美普尔)、碘佛醇、威视派克(化学名为碘克沙醇)等几种,浓度有 270～400mg/ml 多种规格以适应需要。

1.碘帕醇

是新一代非离子型水溶性碘对比剂,具有含碘量高、低渗透压、低黏度及低毒性的特点,适用于全身与脊髓腔的对比。用于 CT 增强扫描、血管对比等。制剂规格:碘帕醇 150,每瓶 50ml 与 100ml;碘帕醇 200,每瓶 10ml;碘帕醇 300,每瓶 10ml 与 50ml;碘帕醇 370,每瓶 10ml、50ml 与 200ml。

2.优维显

是一种低渗透压的非离子型对比剂,在高碘浓度时仍保持低黏度,同时它极少与血浆蛋白结合,具有良好的生物兼容性等。用于 CT 增强扫描、DSA 等。制剂规格:优维显 300 有 20ml、50ml、75ml、100ml、200ml 及 500ml 瓶装;优维显 370 有 30ml、50ml、75ml、100ml 及 200ml 瓶装。

3.碘海醇

是一种含有三个碘分子的非离子型水溶性对比剂,特别对中枢神经系统有很好的耐受性,与血浆蛋白结合率极低。用于 CT 增强扫描、DSA 等。制剂规格:140wgl/ml 10 小瓶装,每瓶 50ml;180wgl/ml10 小瓶装,每瓶 10ml、15ml 及 50ml;240wgl/ml 10 小瓶装,每瓶 10ml 及 50ml;240wgl/ml 10 小瓶装,每瓶 10ml 及 50ml;300wgl/ml 10 小瓶装,每瓶 10ml、50ml、75ml 及 100ml;350wgl/ml 10 小瓶装,每瓶 50ml 及 100ml。

4.典迈伦

是一种含有三个碘分子的非离子型水溶性对比剂,具有含碘量高,低渗透压、低黏度等特点,适用于 CT 冠状动脉造影、DSA 等。制剂规格:400wgl/ml,每瓶 100ml。

5.碘佛醇

是一种新型的含三碘低渗非离子型造影剂,具有含碘量高的特点。主要用于 CT 增强扫描、DSA 等。制剂规格:碘佛醇 320 有 20ml、50ml 瓶装。

6.威视派克

是一非离子型、双体、六碘、水溶性的 X 线造影剂。与全血和其他相应规格的非离子型单体造影剂相比,通过加入电解质,本品和正常的体液等渗。主要用于 CT 增强扫描、DSA 等。制剂规格:碘克沙醇 270 有 50ml 瓶装;碘克沙醇 320 有 100ml 瓶装。

三、碘过敏试验

(一)离子型对比剂

1.口服法

手术前 3 日口服 10％碘化钠溶液,每日 3 次,每次 10ml。出现恶心、呕吐、皮疹、皮肤潮红、流涕、手脚麻木、呼吸困难为阳性。

2.眼结膜试验

检查病人两侧结膜无充血时,向一侧眼内滴入对比剂 2～3 滴。5 分钟后观察结膜情况。判断的标准是:轻度充血为Ⅰ度反应;中度充血同时流泪为Ⅱ度反应;显著充血、结膜血管扩张及曲张为Ⅲ度反应。

3.口含试验

口含 3％碘化钠 5ml,5 分钟后出现舌下充血、流涎、心悸、眼睑水肿及荨麻疹等,为阳性反应。

4.皮内试验

取泛影葡胺 0.1ml 注入前臂皮内,10～15 分钟后观察结果。如局部出现红斑或伪足者为阳性。

5.静脉注射试验

取泛影葡胺 1ml 缓慢注射后观察 15 分钟,如出现恶心、呕吐、胸闷、咳嗽、气急、荨麻疹甚至休克症状,为阳性反应。

(二)非离子型对比剂

鉴于碘过敏试验对由非离子造影剂引起的过敏反应预测的准确性极低,以及碘过敏试验本身也可能导致严重过敏反应,因此不建议采用碘过敏试验来预测碘过敏反应。

四、对比剂的不良反应及处理

对比剂的不良反应与对比剂的种类有很大关系,离子型对比剂的不良反应明显大于非离子型对比剂。

(一)轻度反应

出现发热、恶心、呕吐、面色苍白、头痛及荨麻疹等。

处理:如一般情况较好,可观察,不做特殊处理,暂停用药即可。必要时可肌内注射异丙嗪 25mg 或地塞米松 5～10mg,反应消失后可继续对比。

(二)中度反应

出现频繁恶心、呕吐、荨麻疹、血压偏低、呼吸困难、头痛、胸腹部不适等。

处理:除一般对症处理外,给抗过敏药,肌内注射异丙嗪 25mg。输液并加用地塞米松 5～10mg 或用氨茶碱静脉注射,以对抗支气管痉挛所致的呼吸困难或给止吐剂等。

(三)重度反应

(1)神经系统可表现为抽搐及癫痫。

(2)循环系统可出现血压急剧下降,面色苍白、晕厥、意识障碍、心律失常、心跳、呼吸骤停等。

(3)呼吸系统可出现呼吸困难、急性肺水肿、呼吸骤停等。

(4)血管神经性水肿,表现为面部、口腔及皮肤大片皮疹,皮下及黏膜下出血。

处理:

1.神经系统反应

可静注地西泮(安定)10mg,可用糖皮质激素及补充血容量。

2.循环系统衰竭

可静注甲氧明 5mg,必要时 3 分钟注射一次,可用糖皮质激素。

3.呼吸系统衰竭

静脉注射洛贝林并给氧;血管性水肿可肌内注射异丙嗪。

4.心脏骤停和呼吸停止

要紧急进行抢救,此时可记住 C、A、B、D 等方面的处理。A 为 airway(气道),应保持通畅;B 为 breathing(呼吸),可人工呼吸、给氧;C 为 circulation(循环),心搏骤停时,应行体外心脏按压;D 为 drugs(药物),根据情况给予药物治疗。

(四)迟发性不良反应

即在使用对比剂几小时或数日后出现轻重不等的过敏症状(特异性反应),其发生率高达 20%。由于是迟发,容易忽视与对比剂的联系,对此应特别小心。

五、造影诊断辅助用药

在介入性血管造影中使用血管活性药物的目的在于提高诊断正确性和治疗疾病。

1.妥拉唑林

为 α 受体阻断药,对外周血管有直接扩张作用,使动脉扩张,血流量增加。其对 α 受体阻断作用与酚妥拉明相似,但较弱。但拟胆碱作用较强,能兴奋胃肠道平滑肌,促进肠液及胃液分泌。常用于改善肢体动脉造影质量和加强门脉造影的显影密度。

使用大剂量时可发生直立性低血压,此时不可用肾上腺素,因会加重低血压。禁用于胃肠道平滑肌兴奋所致的腹痛、胃酸分泌过多、胃溃疡、心率加速、冠状动脉硬化等。常用量一次为 10～25mg。

2.罂粟碱

为阿片中异喹啉类生物碱之一,亦可人工合成。对血管、支气管、胃肠道、胆道等平滑肌均有松弛作用,是一种经典的非特异性平滑肌松弛剂,能解除内源性及外源性物质引起的平滑肌痉挛。通过松弛血管平滑肌,使冠状血管、脑血管和外周血管松弛,降低血管阻力。而增加血流量。其松弛平滑肌的作用与其抑制多种组织中的磷酸二酯酶有关。其作用开始缓慢,但持续时间长。注意:静脉注射过量或速度过快可引起房室传导阻滞、心室颤动,甚至死亡,应充分稀释后缓慢注射。

用于非闭塞性小肠缺血灌注,用量为 1mg/min;用于缓解下肢动脉痉挛,用量为 0.01mg/min,一日量不大于 300mg。

3.肾上腺素

是最常使用的血管收缩剂。该药同时激动 α 和 β 受体,使心肌收缩力增强、心率加快,心排血量增加。因其提高心肌兴奋性,故大剂量或快速静脉注射时可致心律失常,还可使皮肤、黏膜血管强烈收缩,内脏血管,尤其肾血管也明显收缩。但可扩张冠状血管和骨骼肌血管,松弛支气管平滑肌,并能抑制组胺等过敏物质释放,使支气管黏膜血管收缩,有利于消除支气管黏膜水肿。常用于肾动脉造影、肾上腺动脉造影和肾静脉造影。常用量 0.25～1mg 缓慢静脉注射。

第三节 围手术期用药

一、术前用药

1.地西泮

又名安定,具有镇静、催眠、抗焦虑、中枢性肌肉松弛和抗惊厥作用。一般在麻醉前可口服或肌内注射 10mg,如作为催眠可在睡前服用 5mg。青光眼与重症肌无力病人禁用.对老年人、肝肾功能减退者慎用。

2.苯巴比妥

注射剂钠盐称苯巴比妥钠。具有镇静、催眠、抗惊厥及抗癫痫的作用,常用于麻醉前给药。术前 30～60 分钟肌内注射 100～200mg,如作为催眠可在睡前服用 30～90mg,肝肾功能不良者慎用。

3.阿托品

为非选择性 M 胆碱受体阻断药,具有抑制腺体分泌、解除平滑肌痉挛、解除迷走神经对心脏的抑制等外周作用,有利于手术进行,因此常用于手术前给药。术前用药常在手术前 30～60 分钟肌内注射 0.5mg;如作为解痉止痛,可用片剂,每次 0.3～0.6mg,3 次/日,或皮下、肌内注射 0.5～1mg。介入手术中如发生迷走神经反射致心率减慢明显时,应立即停止操作,并立即静脉注射阿托品 0.5～1mg,观察 1～2 分钟心率无明显变化者,可再加 0.5～1mg。前列腺肥大、青光眼、幽门梗阻等病人禁用。

二、局部麻醉用药

局部麻醉药通过暂时性阻滞神经冲动的产生和传导功能,能在病人意识清醒的状态下,使局部痛觉暂时消失。

1.普鲁卡因

为酯类局麻药,主要用于浸润麻醉、传导麻醉、蛛网膜下隙(腰麻)和硬膜外麻醉。用于浸润麻醉,溶液浓度多为 0.25%～0.5%,每次用量 0.05～0.25g,每小时不可超过 1.5g。过量使用易致中毒:烦躁不安、肌肉震颤、血压升高等。部分病人可有过敏反应,使用前应做过敏试验。

2.利多卡因

为酰胺类局麻药,具有通透性及弥散性强、起效快、作用强而持久的特点,麻醉效能 2 倍于普鲁卡因,而毒性则与普鲁卡因相当。浸润局麻或静注区域阻滞,常用 0.25%～0.5%溶液,每次 50～200mg。一般维持 1.5 小时左右,安全范围较大,可用于各种局麻方式,有全能局麻药之称,近年在局麻中已逐步代替普鲁卡因。

三、H_1 受体阻断药(拮抗药)

药理作用

(一)抗 H_1 受体作用

$H_{受}$ 体阻断药可完全对抗组胺引起的支气管、胃肠道平滑肌的收缩作用。

(二)中枢抑制作用

多数 H_1 受体阻断药可通过血脑屏障,有不同程度的中枢抑制作用,表现有镇静、嗜睡。苯海拉明和异丙嗪抑制作用最强,氯苯那敏作用最弱。

(三)其他作用

多数 H_1 受体阻断药具有抗胆碱作用,可产生较弱的阿托品样作用;还有较弱的局麻作用等。主要治疗以组胺释放为主而引起的皮肤、黏膜变态反应性疾病。

1.氯苯那敏

抗组胺作用较强,用于各种过敏性疾病,常与解热镇痛药配伍以缓解流泪、打喷嚏等感冒症状。一般口服每次 4mg,3 次/日;肌内注射:每次 5～20mg。不良反应:可诱发癫痫,可致头晕、嗜睡,故癫痫病人禁用,驾驶员、高空作业者慎用。

2.盐酸异丙嗪

为组胺 H_1 受体阻断剂,其抗组胺作用持续时间较长,有明显中枢镇静作用,可增强麻醉药、催眠药、镇痛药和局麻药的作用。适用于各种过敏性疾病。一般肌注每次 25～50mg;口服每次 12.5～25mg,1～3 次/日。不良反应:偶有粒细胞减少、黄疸、神经系统症状。

四、肾上腺皮质激素

具有抗炎、抗过敏和免疫抑制作用,用于治疗各种急性严重细菌感染、严重过敏性疾病、风湿性疾病、血液病及皮肤病等。副作用为长期大量应用可引起库欣综合征,可诱发或加重感染及溃疡等。禁用于:精神病、癫痫、消化性溃疡、手术后、创伤和骨折后、骨质疏松、严重高血压、糖尿病、孕妇、药物不易控制的感染、角膜溃疡、青光眼、白内障等。在众多制剂中,以氢化可的松、泼尼松和地塞米松最为多用。

1.氢化可的松

临床应用为人工合成品,起效迅速,主要用于抢救危重中毒性感染和速发过敏反应等。一般用量 100～200mg/次,用等渗盐水或葡萄糖溶液 500ml 稀释后静脉滴注。氢化可的松琥珀酸钠不含酒精适用于有肝损害者,其 135mg 相当于氢化可的松 100mg;醋酸氢化可的松可用于腔内注射、鞘内注射,局部用药量为 25～50mg/次。

2.泼尼松

抗炎、抗过敏作用强,其活性是氢化可的松的 4 倍,对水盐代谢影响小。用量视病情需要而定,一般为 0.5～1mg/(kg·d)。因本品需经肝脏代谢活化后才有效,故严重肝功能不良者不宜使用。

3.地塞米松

为长效糖皮质激素,其抗炎、抗过敏作用更强,0.75mg 抗炎活性相当于 5mg 泼尼松。而水盐代谢作用极微,在抢救病人时本品针剂可代替氢化可的松,尤其适用于有中枢性抑制或肝功能不全的病人。口服用量和用法可参照泼尼松;静滴 5～7.5mg/次,加入等渗盐水或葡萄糖溶液中滴注,1～2 次/日。

第四节　镇痛药

在临床工作中,疼痛已成为继体温、脉搏、呼吸、血压四大生命体征之后的第五生命体征,日益受到重视。肿瘤的介入治疗可以导致疼痛,其发生率高、程度严重,与栓塞剂、化疗药物刺激血管引起痉挛、多脏器同时治疗及基础慢性癌痛等密切相关,多属于急性重度疼痛。

一、给药原则

我们根据世界卫生组织推荐的三阶梯复合给药原则指导用药:

重度疼痛:第三阶梯,强阿片类药物:吗啡、哌替啶、芬太尼等。

中度疼痛:第二阶梯,弱阿片类药物:曲马朵、氨酚羟考酮片等。

轻度疼痛:第一阶梯,非甾体抗炎镇痛药:双氯芬酸钠等。

二、常用药物

1.吗啡

吗啡是阿片类镇痛药,镇痛作用强大,主要作用于中枢神经系统及平滑肌。临床用于缓解或消除严重创伤、烧伤、手术等引起的剧痛和晚期癌症疼痛。成人镇痛时常用量皮下注射 5～10mg/次,3～4 次/日。不良反应:可引起眩晕、恶心、呕吐、便秘、呼吸抑制、尿少、排尿困难(老年多见)、直立性低血压(低血容量者易发生)等。久用易产生耐受性和依赖性。

2.哌替啶

主要为 μ 型阿片受体激动药,作用和作用机制与吗啡相似,镇痛强度为吗啡的 1/10～1/8。临床主要用于创伤、手术后及晚期癌症等各种原因引起的剧痛。镇痛时一般用肌内注射25～100mg/次,两次用药间隔时间不宜小于 4 小时。因有成瘾性,应控制使用。不良反应:较吗啡轻,可出现眩晕、恶心、呕吐、心悸和直立性低血压等。剂量过大可明显抑制呼吸。反复应用可致耐受、成瘾。禁忌证同吗啡。

3.芬太尼

为 μ 受体激动剂,属短效镇痛药。作用与吗啡相似,镇痛效力为吗啡的 80～100 倍。起效快,静脉注射后 1～2 分钟达高峰,维持约 10 分钟;肌内注射 15 分钟起效,维持 1～2 小时。血浆蛋白结合率为 84%。主要用于一般镇痛及麻醉辅助用药等。不良反应:眩晕、恶心、呕吐及胆道括约肌痉挛。大剂量产生明显肌肉僵直,与抑制纹状体多巴胺能神经功能有关,可用纳洛酮拮抗。静脉注射过速可致呼吸抑制。反复用药能产生依赖性。不宜与单胺氧化酶抑制药合用。禁用于支气管哮喘、重症肌无力、颅脑肿瘤或颅脑外伤引起昏迷的病人以及两岁以下小儿。

4.芬太尼透皮贴剂(商品名:多瑞吉)

是含有芬太尼的强效透皮镇痛治疗系统,其有效成分为枸橼酸芬太尼,通过控制释放膜从72 小时的药物存储器中弥散至皮肤,再经皮肤被吸收进入微循环,其止痛作用为相同剂量吗啡的 50～100 倍,而只产生很少的组胺样副作用。使用方法:粘贴部位为躯干或上臂的无毛平坦区域,若有毛发则剪掉(勿用剃须刀)。先用清水洗贴的部位,待皮肤干燥后,再拆封立即使用,并用手掌按压 2 分钟,使贴剂与皮肤完全紧密接触,贴膜部位勿与热水袋、电热毯或暖气等热源直接接触,更换贴剂时应换粘贴部位。

5.曲马朵

曲马朵对 μ、κ、δ 型阿片受体有较弱的激动作用,作用比吗啡弱,但无吗啡样的不良反应。适用于中重度、急慢性疼痛,如手术、创伤及晚期癌症疼痛等。静注、肌注、皮下注射、口服及肛门给药。50～100mg/次,2～3 次/日。1 日剂量最多不超过 400mg,严重疼痛初次可给药 100mg。不良反应:多汗、头晕、恶心、呕吐、口干、疲劳等,长期应用也可成瘾。

6.双氯芬酸钠

抑制环氧酶,减少前列腺素的生物合成。同时也能减少白细胞内游离花生四烯酸的浓度。临床用于治疗急性的轻、中度疼痛如:手术后、创伤后、劳损后、痛经、牙痛、头痛等。口服常用 25～50mg/次,2～3 次/日。不良反应:胃肠道反应及头痛,可逆性血浆转氨酶升高等。

第五节　急救用药

一、抗休克药

(一)加强心肌收缩性的药物

1.多巴胺

主要激动 $β_1$ 受体,多巴胺受体(D_1 受体)和 α 受体,小剂量可激动肾、肠系膜血管的 D_1 受体,引起血管舒张,增加肾血流量和肾小球滤过率。大剂量可激动 $α_1$ 受体,收缩血管,使肾血流量和尿量减少。临床主要用于心源性、感染性休克所致的血流动力学紊乱。成人静脉注射,开始时 1～5μg/(kg·min),10 分钟内以 1～4μg/(kg·min)速度递增,以达到最大疗效。根据血压调整滴速和浓度。本品常与间羟胺以 2:1 比例使用。不良反应:过量可引起恶心、呕吐、心动过速、心绞痛、头痛、高血压等。

2.异丙肾上腺素

非选择性激动 β 受体,可增强心肌收缩力,加快心率,降低舒张压,舒张支气管平滑肌。临床主要用于支气管哮喘、房室传导阻滞和心搏骤停。三度房室传导阻滞,心率<40 次/分,可用本品 0.5～1mg 加在 5%葡萄糖注射液 200～300ml 内缓慢静滴。不良反应:心悸、头晕、心动过速、头痛、面色潮红。

(二)收缩血管的药物

1.间羟胺

为 α 受体激动药,有加强心肌收缩力、收缩血管的作用。可增加外周阻力,升高血压,反射性引起心率减慢。临床用于出血、外科手术、脑外伤等引起的休克,也用于阵发性心动过速。常用 10～100mg 加入 5%葡萄糖液或氯化钠注射液 500ml 中滴注,调节滴速以维持合适的血压。

2.去甲肾上腺素

可非选择性激动 $α_1$、$α_2$ 受体,使小动脉和小静脉收缩,引起血压升高。临床主要用于败血症、药物反应引起的急性低血压状况。稀释后口服可用于上消化道出血的治疗。用 5% 葡萄糖注射液或葡萄糖氯化钠注射液稀释后静滴。成人常用量：开始以每分钟 8～12μg 速度滴注，调整滴速以达到血压升到理想水平；维持量为每分钟 2～4μg。不良反应：高血压、血管外掺和尿量减少。禁用于高血压、动脉硬化、器质性心脏病病人。

3.肾上腺素

肾上腺素能显著激动 α、β 受体，使心肌收缩力加强，收缩血管，舒张支气管平滑肌，临床主要用于支气管哮喘、过敏反应、心搏骤停的抢救。与局麻药合用，可延长局麻药作用时间，减少其吸收中毒的可能性。用于抗过敏时，首先皮下注射 0.3～0.5mg，必要时可每隔 10～15 分钟重复给药 1 次，用量可逐渐增加至 1 次 1mg。用于心搏骤停，稀释后静脉注射，1 次 1mg，必要时可每隔 5 分钟重复一次。不良反应：一般有心悸、不安、面色苍白、恐慌、焦虑、搏动性头痛、震颤等。禁用于器质性心脏病、高血压、糖尿病、甲状腺功能亢进等病人。

二、强心药

毛花苷 C，为速效强心苷，广泛用于抢救，急性左心衰、肺水肿、室上性心动过速、房扑、房颤等，静脉注射后 10 分钟起效，0.5～2 小时作用达峰值。0.4mg 加入 10%～50% 的葡萄糖溶液 20～40ml 中缓慢静脉注射，推注时间不少于 5 分钟，必要时 4～6 小时后再给 0.2～0.4mg。在肺心病、心肌缺氧明显时，宜减少剂量应用。

三、呼吸中枢兴奋药

1.尼可刹米

能直接兴奋延髓呼吸中枢，临床用于各种原因引起的呼吸抑制，对肺心病引起的呼吸衰竭和吗啡引起的呼吸抑制效果较好。抢救呼吸衰竭时以静注间歇给药效果较好，0.25～0.5g/次，1～2 小时可重复 1 次。临床上也常与洛贝林交替使用，或将两药同时并用。

2.山梗菜碱

又名洛贝林，可兴奋颈动脉体和主动脉体的化学感受器，反射性地兴奋延髓呼吸中枢，其作用迅速而短暂。一般用 3mg/次静注，必要时每隔 30 分钟重复使用。

四、降压药

1.硝普钠

为一强效、速效血管扩张药，作用于血管内皮细胞产生一氧化氮（NO），对小动脉和静脉血管均有直接松弛作用，给药后即刻起效，停药后 5 分钟内作用消失，且很少产生耐受性。临床用于高血压急症的治疗和手术麻醉时的控制性低血压。用前将 50mg 溶解于 5ml 5% 葡萄糖溶液中，再稀释于 250～1000ml 5% 葡萄糖液中，在避光输液瓶中静脉滴注。成人常用量：静脉滴注，开始按 $0.5\mu g/(kg \cdot min)$ 速度，再根据治疗反应以 $0.5\mu g/(kg \cdot min)$ 递增，逐渐调整剂量，常用剂量为每分钟按体重 $3\mu g/kg$。输注过程中应注意避光。不良反应：恶心、呕吐、精神不安、肌肉痉挛、头痛、皮疹、出汗、发热等。孕妇禁用。

2.乌拉地尔

为新型选择性 α 受体阻断药，用于治疗各种类型的高血压及充血性心力衰竭。每次 10～50mg 缓慢静脉注射，降压效果应在 5min 内显示。若效果不够满意，可重复用药。可将

100mg 稀释到 50ml 后使用输液泵维持。静脉输液的最大药物浓度为 4mg/ml。推荐初始速度为 2mg/min,维持速度为 9mg/min。疗程一般不超过 7 天;或缓释片:成人 30~60mg/次,2次/日。不良反应有头痛、头晕、恶心、呕吐、疲劳、出汗、烦躁、乏力、心悸、心律不齐、上胸部压迫感或呼吸困难等。过敏反应少见。

第六节　抗感染用药

临床上对各种感染的治疗,应结合不同系统感染的病原菌流行病学资料,首先经验性地选用抗菌药物治疗,同时作病原学检查。待明确病原菌后,则按药物敏感试验结果选用针对性的抗菌药物进一步治疗。

一般来说对轻症感染,常选用口服抗菌药:有杀菌剂中的 β-内酰胺类(如青霉素 V 钾、头孢羟氨苄、头孢拉啶、头孢克洛等)、氟喹诺酮(左氧氟沙星、莫西沙星等);有抑菌剂中的大环内酯类(罗红霉素、克拉霉素及阿奇霉素等)。对中度以上的感染,则需静脉给药,常以 β-内酰胺类抗生素为主,必要时可联合氨基糖苷类(阿米卡星、奈替米星、依替米星)。

针对革兰阳性(G+)球菌感染,主要选用青霉素及一代头孢菌素(头孢唑林、头孢拉啶);对于高度耐药的阳性球菌[如耐甲氧西林金黄色葡萄球菌(MRSA)、耐甲氧西林凝固酶阴性葡萄球菌(MRCNS)等],则需选用万古霉素、替考拉宁或利奈唑胺等;而对于革兰阴性(G-)杆菌感染,则可选半合成青霉素(阿莫西林、哌拉西林等)或三代头孢菌素(头孢哌酮、头孢曲松、头孢他啶)或 β-内酰胺类与酶抑制剂的复合剂,亦可选用氟喹诺酮类药物(环丙沙星、左氧氟沙星或莫西沙星等)。对于铜绿假单胞菌感染,则需头孢他啶、头孢哌酮/舒巴坦、哌拉西林/他唑巴坦及碳青霉烯类药物联合氨基糖苷类或氟喹诺酮之一治疗。而对于多重耐药的鲍曼不动杆菌,则需以含舒巴坦制剂药物为基础,联合米诺环素、替加环素、氨基糖苷类、氟喹诺酮类或碳青霉烯类药物治疗为宜。

如果常规抗菌治疗效果欠佳者,还需注意鉴别有无病毒、真菌及其他病原感染的可能。

一、β-内酰胺类

此类抗生素结构中均含 β-内酰胺环,因能干扰细胞壁的合成而起到杀菌作用,在细胞繁殖期作用强。

(一)青霉素类

青霉素类是一类重要的 β-内酰胺类抗生素,历史最久、应用最广、品种最多。

1.青霉素 G

青霉素 G 对 G+球菌中的溶血性链球菌、肺炎球菌、敏感的葡萄球菌及 G-球菌中脑膜炎球菌、淋球菌有效,对部分厌氧菌及螺旋体亦有效。因其毒性反应小,对肝肾无影响,且在炎症时可通过血脑屏障,因此临床应用极为广泛。一般用量:肌内注射 80 万 U/次,2~4 次/日;大剂量静滴:400 万~1000 万 U/日,稀释于等渗盐水或葡萄糖液中,分 2~4 次给药。本品主要不良反应是过敏反应,用药前应询问有无过敏史,并进行皮试(停用 3 天以上者应再行皮试)。一旦发生过敏休克反应,应立即停止输注、随即皮下注射肾上腺素等,并开放静脉通路,以利进一步抢救。

2.氨苄西林钠

本品对球菌和 G＋杆菌的作用不亚于青霉素 G、同时加强了对 G－杆菌的疗效,但对绿脓杆菌无效。一般用量 4～8g/d,分 2～4 次注射。本品皮疹发生率高。常为红斑、斑丘疹、荨麻,个别可有药热及消化道症状等全身反应。使用前应做青霉素皮试。

3.哌拉西林

本品抗绿脓杆菌作用强,对大肠杆菌、克雷白杆菌、肠杆菌等均有效,对金葡菌亦敏感。成人在一般感染时用 4～8g/d、严重感染可用至 12～16gd,分 2～4 次静滴。用药前应做皮试,严重肾功能不全者应减量。本品与 B-内酰胺酶抑制剂他唑巴坦的合剂则抗菌作用更强,尤其对于耐药的 G-杆菌。

(二)头孢菌素类

1.头孢唑啉钠

本品对 G＋菌作用强、对部分 G-杆菌亦有效,但对沙雷菌和绿脓菌无效。临床常用于呼吸系统、泌尿系统感染,对胆囊炎、肝脓肿等也有效。中度以上感染用量 4～6g/d,用等渗盐水或葡萄糖溶液稀释后静滴,分 2～4 次使用。用药前需做皮试,对肾功能不全者应减量使用。

2.头孢拉啶

其抗菌作用较头孢唑啉稍弱,除肠球菌对 G-杆菌、球菌也有较强的杀菌作用。成人一般口服 0.25～0.5g/次,3～4 次/日;严重感染时 4～6 次/日,用等渗盐水或葡萄糖溶液稀释后静注、分 2～4 次使用。

3.头孢呋辛

本品属第二代头孢菌素,可对抗大部分 β-内酰胺酶,对许多 G＋和 G-菌有很强的抗菌作用。适用于呼吸道、泌尿道、软组织、骨关节和妇科等感染。其口服制剂头孢呋辛酯黏膜穿透力强,能快捷地直达感染部位,为一种使用方便的口服头孢菌素。一般口服 0.25～0.5g/次,一日 2 次。严重感染时成人用药 3～6g/d,分 2～3 次口服。

4.头孢哌酮钠

本品属广谱第三代头孢菌素,对 G-杆菌作用强大,特别是本品与 β-内酰胺酶抑制剂舒巴坦的合剂对 G＋球菌、G-杆菌及厌氧菌均有良好作用,尤其对于多重耐药鲍曼不动杆菌。其特点是对肾脏损害较小,临床应用范围广。成人一般用量 2～4g/d,分为等量每 12 小时注射 1 次,严重感染时可增至 6～8g/d。严重肝、肾功能损害者不超过 2g/d。

5.头孢他啶

本品属广谱高效的第三代头孢菌素,对 G-菌、部分 G＋菌及厌氧菌,尤其对铜绿假单胞菌的杀菌作用胜过其他第三代头孢菌素。成人常量 2～4g/d,分 2 次给药,严重感染时可增至 6～8g/d。

6.亚胺培南

本品为碳青霉烯类抗生素,抗菌谱极广、活性甚强,对 G-菌、G＋菌、需氧菌和厌氧菌均有良好抗菌活性。成人常用静脉滴注 0.5g/次,3 次/日,严重感染时可增至 3～4g/d。

二、氨基糖苷类

氨基糖苷类为有杀菌作用的抗生素,与30S核糖体结合,起到抑制细菌的蛋白合成作用。对需氧G-杆菌有强大抗菌活性,对部分G+球菌如葡萄球菌、肺炎球菌等亦有良好作用,部分品种还对结核分枝杆菌有良好作用,而对链球菌、肠球菌及厌氧菌作用差。

1.硫酸阿米卡星

本品比卡那霉素作用强,对绿脓杆菌有效,在败血症、尿路感染、肺炎、骨关节感染、腹膜炎等常可选用。成人用量0.4～0.6g/d,稀释后静滴。本品不良反应与卡那霉素相似,对肾功能减退、脱水、老年病人慎用。

2.硫酸奈替米星

本品为高效、安全的氨基糖苷类抗生素,具有广谱抗菌作用,对G-杆菌及耐药金黄色葡萄球菌有高度抗菌活性,且对听神经和肾脏毒性低,肾功能者减退者亦可使用。成人静滴时可将200mg用等渗盐水250～500ml稀释后在1小时内滴注。肾功能不全病人应根据血清肌酐浓度调整减量。

3.硫酸依替米星

本品系国产半合成氨基糖苷类抗生素,抗菌谱广,对多数G-杆菌及G+球菌都有较好的抗菌作用,抗菌作用优于阿米卡星,与奈替米星相似,耳肾毒性低、与奈替米星相仿。成人200～300mg/d,静脉滴注,1次/日。

三、大环内酯类

此类抗生素属抑菌剂,抗菌谱与青霉素G相似,但本品对支原体、衣原体及军团菌有效,多为口服制剂。作用机制为抑制蛋白质合成。

1.红霉素

本品对G+菌有较强的抑制作用,主要用于治疗耐青霉素的金葡萄感染,临床上与氯霉素、链霉素使用可避免产生耐药性。另外可用于治疗支原体、衣原体及军团菌所致感染。成人用量:口服0.2～0.4g/次、4次/d;静滴0.9～1.2g/d,稀释时每0.3g先加注射用水6ml溶解,再加入葡萄糖溶液300～500ml中滴注。本品不良反应主要为胃肠道反应,有时可能有药热、皮疹,对肝功能不全者慎用。

2.阿奇霉素

本品的抗菌谱与红霉素相近,作用较强,加强了对流感嗜血杆菌的作用。半衰期长,组织药浓度高。消化道不良反应较轻。口服0.5g/次,每日1次、连服3天、停4天,或0.5g加入500ml液体稀释后静滴1次/日。

四、克林霉素

属抑菌剂,是林可霉素的半合成衍生物,作用抗菌谱与红霉素相似,抗菌作用较林可霉素强,主要对G+菌有效,对厌氧菌作用尤强,临床上多用于对青霉素无效或过敏的G+球菌感染。成人口服0.5g/次、3～4次/日;肌内注射0.6g/次、1～2次/日;静滴1.2～1.8g/d,稀释于葡萄糖溶液500～1000ml中。主要不良反应为胃肠道反应,长期使用应注意肝功能和血常规检查,孕妇和新生儿一般不用。

五、喹诺酮类

此类为纯化学合成的抗菌药物,近年已代替磺胺类的呋喃类抗菌药。特别是一些抗菌谱广、杀伤力强的新喹诺酮药物,可与第三代头孢菌素匹敌,临床应用越来越广。其作用机制为抑制细菌的 DNA 螺旋酶,阻断 DNA 合成。不良反应主要为消化道反应、头痛、失眠、Q-T 间期延长及皮疹等,喹诺酮过敏者禁用,18 岁以下儿童不用。

1.环丙沙星

本品属氟喹诺酮广谱抗菌药,对 G+ 及 G-性菌,包括对青霉素、头孢菌素、氨基糖苷类的耐药菌株,如铜绿假单胞菌、金葡菌等均有效。对厌氧菌无明显作用。一般感染口服 0.5g/次,2～3 次/日;严重感染可用 5～10mg/(kg.d),分 2 次静脉缓慢滴注。不良反应主要为消化道反应、头痛、皮疹等,喹诺酮过敏者禁用,18 岁以下儿童不用,肾功能损害者慎用。

2.左氧氟沙星

本品为广谱喹诺酮,对 G+ 及 G-性菌有效,对铜绿假单胞菌及沙眼衣原体也有抗菌作用,尚有抗结核分枝杆菌的作用。一般感染口服 0.4～0.6g/次,1 次/日;严重感染可用 0.4～0.6g/次,静脉缓慢滴注,1 次/日。

3.莫西沙星

本品为广谱喹诺酮,对 G+、G-菌及非典型病原体均有效,亦有较好的抗结核分枝杆菌的作用。餐后口服或缓慢静滴 0.4g/次、1 次/日。

第七节　抗凝药、溶栓药

血栓形成和栓塞是介入治疗的严重并发症,因此必须应用抗凝剂和抗血小板药物预防血栓的形成。对于已形成的血栓,可用溶栓药进行溶栓治疗。

一、抗凝血药

(一)肝素

抗凝血作用强大、快速,在体内体外均有强大的抗凝作用(IV),尚有抗血小板聚集作用。静脉注射后,抗凝作用立即发生。其抗凝机制主要是增强抗凝血酶Ⅲ(ATⅢ)的作用。即肝素与血浆中抗凝血酶Ⅲ(ATⅢ)结合而形成肝素-ATⅢ复合物,进而灭活凝血因子。肝素使此灭活过程加速 1000 倍,而增强 ATⅢ 对凝血因子的灭活。主要不良反应为出血、血小板减少症,因此在使用过程中,应经常监测 APTT、血常规。在介入手术中,为了防止血栓的形成,应采取以下措施:

(1)在导管、导丝、扩张器等器械进入血管前应用肝素盐水冲洗。

(2)导管内腔应保持肝素盐水。

(3)球囊扩张前,应经导管注入 3000～5000U 肝素。

(二)低分子量肝素(LMWH)

LMWH 是指相对分子质量小于 7000 的肝素,从普通肝素分离或由普通肝素降解后再分离而得。与普通肝素相比具有抗血栓作用较强、生物利用度高、不易引起血小板减少等优点。临床常用的有低分子肝素、低分子肝素钙等,皮下注射后吸收迅速、完全,用于预防和治疗血栓形成。

(三)新型抗凝药

目前多种新型抗凝药陆续在国内上市,主要包括直接 Xa 因子抑制剂(利伐沙班、阿哌沙班、依度沙班等)和直接凝血酶抑制剂(达比加群和阿加曲班),其治疗 VTE 的疗效不劣于标准的肝素/华法林方案,且大出血等不良事件发生率更少。但这些新型口服抗凝药不能用于孕妇及严重肾功能损害病人。

(四)阿司匹林

阿司匹林是花生四烯酸代谢中环氧酶抑制药,抑制环氧酶,使血小板中环氧酶活性中心丝氨酸残基乙酰化而灭活,不可逆地抑制血栓素 A2(TXA2)的生成,从而防止血小板黏附、聚集。用于预防和治疗血栓形成,一般血管成形术前三天至术后 3~6 个月小剂量服用。

二、溶栓药

(一)链激酶(SK)

本品为外源性纤溶酶原激活药,与纤溶酶原形成 SK-纤溶酶原复合物,使其中的纤溶酶原构象发生变化,转为 SK-纤溶酶复合物,后者激活结合于或游离于纤维蛋白表面的纤溶酶原为纤溶酶,使血栓溶解。主要用于血栓栓塞性疾病,如急性心肌梗死、静脉血栓形成、肺栓塞、动脉血栓栓塞等。不良反应:出血,具有抗原性,可引起过敏反应。

(二)尿激酶(UK)

本品是由人尿或肾细胞组织培养液提取的第一代天然溶栓药,可直接激活纤溶酶原转化为纤溶酶,使血栓溶解。大剂量使用才能发挥溶栓作用。主要用于心肌梗死和其他栓塞性疾病。不良反应:出血,但较链激酶轻;过敏反应少见。

(三)阿替普酶(rt-PA)

本品为重组组织型纤维蛋白溶酶原激活剂,可以直接激活纤溶酶原转化为纤溶酶,适用于急性心肌梗死、急性大面积肺栓塞以及急性缺血性脑卒中发生后静脉溶栓。本品已被证实可降低急性心肌梗死病人 30 天死亡率。禁用于对本品的活性成分和任何其他组成成分过敏者。本品不可用于有高危出血倾向者。

第八节 肿瘤治疗用药

近年来随着肿瘤基础研究的进展,肿瘤临床的应用型研究也有了崭新的内容。靶向药物是目前最新的用于治疗癌症的药物,它通过与癌症发生、肿瘤生长所必需的特定分子靶点的作用来阻止癌细胞的生长。

化疗药物治疗恶性肿瘤是介入放射治疗常用方法之一,与其他治疗药物相比,抗肿瘤药物的治疗指数小而毒副作用强。所以,全面了解这些药物的分类、作用、作用机制及不良反应,对于安全有效地使用这些药物非常必要。

一、分子靶向治疗

目前研制出的分子靶向药物主要有两大类:

1.大分子物质

主要是一些单克隆抗体,如曲妥珠单抗(抗 HER 2 的单克隆抗体)、西妥昔单抗(针对 EGF 受体的 igg 单克隆抗体)和贝伐单抗(重组人源化抗 VEGF 的单克隆抗体)等。这些药物大多通过静脉给药。单克隆抗体类药物的优势为靶向性强、半衰期长等。

2.小分子抑制物

目前主要多为小分子酪氨酸激酶抑制,如吉非替尼、厄洛替尼、埃克替尼、索拉非尼、伊马替尼、舒尼替尼等治疗肺癌、肝癌、慢性粒细胞性白血病、胃肠间质瘤及肾癌等。与单克隆抗体等大分子药物相比,小分子抑制物的优点在于分子量小、可口服给药、易于化学合成;缺点为半衰期较短,因此要每天服用。

二、细胞增殖动力学

根据肿瘤细胞生长繁殖的特点,可将肿瘤细胞分为:增殖期细胞;静止期细胞(G0 期);无增殖力细胞。肿瘤细胞从一次分裂结束开始生长,到下一次分裂终了所经历的过程,所需时间称为细胞增殖周期。

1.处于增殖周期的细胞

细胞增殖周期可分为四个期:M 期(有丝分裂期);G_1 期(DNA 合成前期);S 期(DNA 合成期);G_2 期(DNA 合成后期或有丝分裂准备期)。

2.静止期细胞(C_0 期)

G_0 期细胞代谢十分缓慢,相对静止,对抗肿瘤药极不敏感,是肿瘤复发的根源。

3.无增殖力细胞

它们不再返回增殖周期,在肿瘤中,这部分细胞很少。

抗肿瘤药物通过影响细胞周期的生化事件或调控机制而发挥抗肿瘤作用。在肿瘤细胞增殖周期中,关键之一是 DNA 的复制和细胞分裂,凡能影响 DNA 合成(抑制 S 期)的药物可产生细胞周期特异性的抗肿瘤作用,抑制有丝分裂(抑制 M 期)的药物也产生细胞周期特异性的抗肿瘤作用。但细胞周期特异性药物的杀伤肿瘤作用往往表现较弱,达到一定作用后,再增加剂量其作用也不增加。凡破坏 DNA 结构、影响其复制或转录功能的药物(包括烷化剂、抗肿瘤抗生素和铂类化合物)可抑制或杀灭增殖周期各时相的细胞,甚至 G0 期细胞,因而产生细胞周期非特异性的抗肿瘤作用。此类药物杀灭肿瘤的作用强且呈剂量依赖性,在机体能耐受药物毒性的限度内,随剂量增加,杀灭肿瘤作用成倍增加。

在临床上,现多采用多种抗肿瘤药联合化疗,以加强疗效,使病人易于耐受。

三、抗肿瘤药物的分类、作用及作用机制

依据抗肿瘤药对肿瘤细胞周期作用的关系分为两类:

1.周期非特异性药物

对增殖细胞群中各期细胞有杀灭作用,没有选择性。此类药物作用较强,能迅速杀死肿瘤细胞。

2.周期特异性药物

有选择性,仅对增殖细胞群增殖周期的某一期有较强的作用。此类药物作用较弱,要一定时间才能发挥杀伤作用,达到一定剂量后效应不再增加。

根据药物化学结构和来源分类如下：

(1)烷化剂(氮芥类,乙撑亚胺类等)。

(2)抗代谢物(嘌呤、嘧啶、叶酸类似物)。

(3)抗肿瘤抗生素(丝裂霉素、放线菌素等)。

(4)抗肿瘤植物药(长春碱、喜树碱、紫杉醇等)。

从抗肿瘤的生化机制来看,抗肿瘤药物可以从以下几方面发挥作用：

(1)干扰核酸(RNA 和 DNA)合成(抗代谢药)。

(2)直接破坏 DNA 结构和功能。

(3)干扰转录过程,阻止 RNA 合成。

(4)影响蛋白质合成。

(5)影响体内激素平衡,抑制肿瘤。

四、常用的介入化疗药物

(一)烷化剂

烷化剂是一类化学性质非常活泼的化合物,能与多种组织成分中的功能基团发生烷化反应,其最重要的药理作用是干扰 DNA 合成和细胞分裂。按其化学结构可分为：氮芥类、亚硝脲类、乙撑亚胺类、甲烷磺酸酯类及环氧化物类。临床上常用药物如下：

1.环磷酰胺(CTX)

本品为细胞周期非特异性药,其特点是体外无效,必须在体内活化后才起烷化作用。其抗瘤谱广,常用于治疗血液系统肿瘤、霍奇金病及肺癌。制剂规格：100mg,200mg/支。其水溶液不稳定,配制后应及时使用,存放不得超过 3 小时。不良反应：抑制骨髓,白细胞下降较明显。化学性膀胱炎是其特殊不良反应,与剂量有关;用药期间多饮水或给予美司钠可减轻、预防不良反应。

2.噻替哌

本品为细胞周期非特异性广谱抗瘤药,主要用于治疗卵巢癌、乳腺癌和膀胱癌等。局部刺激性较大,常用作静脉或动脉内注射以及腔内注射。制剂规格：5mg、10mg/支。不良反应：对骨髓抑制作用较强,可引起白细胞、血小板减少等。

(二)抗代谢药

干扰核酸生物合成的药物。由于抗代谢药的化学结构与机体内存在的代谢物相似,所以在体内能与代谢物发生特异性拮抗,从而影响药物的作用。

目前,临床常用的抗代谢药有：叶酸拮抗药、嘧啶拮抗药、嘌呤拮抗药等。

1.叶酸拮抗药

(1)氨甲喋呤(MTX):本品为叶酸拮抗剂,主要作用于 S 期,干扰核酸(DNA、RNA)的合成,使肿瘤细胞不能分裂繁殖。临床常用于儿童白血病、肺癌、口腔癌及乳腺癌的治疗,鞘内注射对中枢神经肿瘤也有一定疗效。制剂规格：粉针剂：5mg,10mg,20mg,50mg/支。不良反应：常见口腔及消化道黏膜损伤及肝硬化;其对骨髓毒性较大,表现为白细胞及血小板减少,甚至全血抑制;亦可引起间质性肺炎。

(2)雷替曲塞:本品是水溶性的胸苷酸合酶抑制剂,不影响 RNA 合成等其他细胞内生命活动,因而不良反应较小。主要用于结直肠癌、胃癌,对头颈部恶性肿瘤、前列腺癌、肺癌、软组织肉瘤、白血病等亦有较理想的疗效。成人推荐给药剂量为每次 $3mg/m^2$,用 $50\sim250ml0.9\%$ 生理盐水或 5% 葡萄糖稀释后静脉滴注 15 分钟以上,每 3 周重复给药 1 次。避免与其他药物混合输注。

2.嘧啶拮抗药

(1)氟尿嘧啶(5-FU):本品为嘧啶拮抗剂,对增殖细胞有明显杀灭作用。对消化道肿瘤、特别是大肠癌作用较好,对乳腺癌、卵巢癌、头颈部肿瘤及膀胱癌亦有一定疗效。常参与组成几种联合治疗方案,是重要的抗癌药物之一。制剂规格:125mg/5ml,250mg/100ml。不良反应:胃肠道反应常见,口腔溃疡、呕吐、腹泻、甚至血便,危及生命;并可致心率加快、心电图异常等;少数人停药后可出现小脑症状、共济失调、发音困难等。经导管动脉内灌注,一次剂量 $1000\sim1500mg$。

(2)替加氟(tegafur):为氟尿嘧啶的衍生物,在体内逐渐变为氟尿嘧啶而起作用。其作用与氟尿嘧啶相同,在体内能干扰、拮抗 DNA、RNA 及蛋白质的合成。单药成人一日剂量 800 $\sim1000mg$ 或按体重一次 $15\sim20mg/kg$,溶于 5% 葡萄糖注射液或 0.9% 氯化钠注射液 500ml 中,一日 1 次静滴,总量 $20\sim40g$ 为一疗程。也可与其他抗肿瘤药物联合应用。不良反应较氟尿嘧啶轻微。外周水肿和呼吸困难较常见。肝功能监测升高常见,有致命的急性重型肝炎的报道。

(三)抗肿瘤抗生素

是由微生物产生的具有抗肿瘤活性的化学物质。

1.多柔比星

又名阿霉素(ADM),属蒽环类,主要通过干扰转录过程、阻止 RNA 合成而发挥抗肿瘤作用,为细胞周期非特异性广谱抗肿瘤药。多柔比星对 S 期细胞有较强的杀灭作用,并延缓 G_1 期及 G_2/M 期进程。主要用于急、慢性白血病、恶性淋巴瘤,对胃癌、肺癌、膀胱癌、肝癌等多系统肿瘤均有效。制剂规格:10mg,20mg,50mg/支。不良反应:主要为心脏毒性,早期给予维生素 B_6 及辅酶 Q10 可降低毒性而不影响其抗肿瘤作用;还可引起骨髓抑制、消化道反应、脱发、口腔炎、皮疹及药物热等。经导管动脉内灌注,一次剂量 $40\sim60mg$。可与超液态碘油混合乳化后灌注。

2.表柔比星(EPI)

作用、适应证及不良反应与 ADM 相似。制剂规格:10mg,50mg/支。

3.丝裂霉素 C(MMC)

系从放线菌 Streptomyces caespitosus 培养液中提取、分离出的结晶粉,属细胞周期非特异性广谱抗肿瘤药。对各期细胞均有杀伤作用,G1 晚期及 S 早期细胞最敏感。主要用于治疗胃癌、胰腺癌、结肠癌、肝癌、肺癌、乳腺癌和宫颈癌等。制剂规格:2mg/支、4mg/支。不良反应:主要有白细胞及血小板明显降低等骨髓抑制反应;可见心、肾毒性及间质性肺炎等。经导管动脉内注射剂量为 $10\sim20mg$,总量不宜超过 60mg。可与超液态碘油混合乳化后灌注。

(四)植物来源抗肿瘤药

本类药物为数很多,如长春新碱、长春地辛、长春瑞滨、羟喜树碱及紫杉醇等。

1.长春新碱(VCR)

是从长春花植物中提取纯化的生物碱,属细胞周期特异性抗肿瘤药,能抑制肿瘤细胞的有丝分裂,使细胞分裂停止于早中期。主要杀伤 M 期细胞,大剂量也影响 S 期细胞。主要用于血液肿瘤,对乳腺癌、头颈部肿瘤、肺癌及肾母细胞瘤亦有效。制剂规格:0.5mg/支,1mg/支。不良反应:主要引起神经毒性,表现为手指及足趾麻木、感觉异常、腱反射迟钝或消失、外周神经炎、四肢酸软、麻痹性肠梗阻、复视、眼睑下垂及声带麻痹等;也可引起骨髓抑制、胃肠道反应、脱发等;药物从血管外漏可引起局部组织坏死。经导管动脉内灌注,一次剂量 2～4mg。

2.羟喜树碱(OH-CPT)

是从我国特有珙桐科乔木喜树的根、皮及果实中提取的生物碱,属细胞周期特异性抗肿瘤药,主要杀伤 S 期细胞。临床应用于治疗胃癌、结肠癌、膀胱癌、肝癌及头颈部肿瘤等。制剂规格:2mg/支。不良反应:主要有胃肠道反应、骨髓抑制,较严重的是膀胱毒性,表现为尿频、尿痛、血尿等。经导管动脉内灌注,一次剂量 10～20mg。

3.依托泊苷(V-16)

是鬼臼毒的半合成衍生物之一,属细胞周期特异性抗肿瘤药,主要作用于 S 期,也作用于 G_1 期,延迟两期进程而显现出杀灭肿瘤细胞作用。常用于治疗小细胞肺癌、胃癌、食管癌、膀胱癌等。制剂规格:100mg/支。使用时应避光。不良反应:常见食欲减退、恶心、呕吐及腹泻等胃肠道反应,可有白细胞减少、贫血等骨髓抑制反应。经导管动脉内灌注,一次剂量 100～200mg。

4.紫杉醇(TAX)

是从植物紫杉和红豆杉树皮中提取的紫杉烷二萜成分,属细胞周期特异性抗肿瘤药,能选择性地促进微管蛋白聚合,同时又抑制其解聚,从而影响纺锤体的形成,抑制肿瘤细胞的有丝分裂,使细胞停止于 G_2/M 期。常用于治疗生殖系肿瘤、非小细胞肺癌,对食管癌、头颈部肿瘤亦有效。制剂规格:30mg/支(5ml)。不良反应:骨髓抑制、周围神经性病变、肌肉痛、心脏毒性等。经导管动脉内灌注,一次剂量 100～300mg。

(五)铂类化合物

本类药物包括顺铂和卡铂等,它们主要破坏 DNA 结构与功能而发挥抗肿瘤作用,属细胞周期非特异性药。

1.顺铂(DDP)

抗瘤谱较广,常用于治疗睾丸癌、卵巢癌、头颈部肿瘤、膀胱癌、肺癌等,为联合化疗较常用的药物。制剂规格:10mg,20mg/支。不良反应:主要有肾脏毒性、胃肠道反应,也可引起骨髓抑制和听力减退,与应用剂量有关。为了防止肾毒性的发生,在治疗前后应注意水化并应用强效利尿药呋塞米,24 小时内排尿量在 2000ml 以上。在配制和注射药物时不能用铝制针头或含铝的输注设备,因铝可与顺铂反应并使之失活。经导管动脉内灌注,每次 40～80mg。

2.卡铂(CBP)

本品为第二代铂类抗肿瘤药,其抗癌作用与顺铂相似。常用于治疗小细胞肺癌、卵巢癌、睾丸癌及头颈部肿瘤等。制剂规格:100mg/支。不良反应:胃肠道、肾及耳毒性比顺铂低,主要毒性反应是骨髓抑制,但 4～6 周可恢复。

3.草酸铂

又名奥沙利铂，为第三代铂类抗肿瘤药。与其他铂类配合物不同，奥沙利铂有广泛的抗瘤活性，对结直肠癌、胃癌有较好疗效，对卵巢癌、非小细胞肺癌、乳腺癌和头颈部肿瘤也有效。制剂规格：50mg/支、100mg/支。不良反应：主要是外周神经病变，常由寒冷引起急性发作，表现为四肢、口腔和咽喉的感觉异常或迟钝，因此经导管动脉内灌注时应注意为病人保暖。配制药物时，必须用葡萄糖注射液作为溶解剂，也不能用铝制针头或含铝的输注设备。

4.洛铂

为第三代铂类抗肿瘤药，抗癌作用与顺铂、卡铂相似或更强，但对肾、耳及消化道等毒性较顺铂明显要低，而血液系统毒性发生较多，其中血小板减少发生率较高。主要用于治疗乳腺癌、小细胞肺癌及慢性粒细胞白血病。使用前用 5ml 注射用水溶解，此溶液应 4 小时内应用（存放温度 2～8℃）。静脉注射按体表面积一次 $50mg/m^2$，洛铂不能用氯化钠溶液溶解，这样可增加洛铂的降解。

第六章　头颈部疾病介入治疗

第一节　脑血管造影术

一、概述

脑血管疾病是危害人类健康的常见疾病之一,死亡率仅次于恶性肿瘤,且致残率高达70%以上。脑血管造影术(DSA)是现代先进的脑血管诊疗方法之一,它对诊断颅内血管病变真正实现了从模糊诊断向精确诊断的转变。通过经颅外不同途径注入造影剂,再行放射线摄影不仅能了解血管的走行、分布、移位等,还能确定血管的变化及病灶的位置,是诊断脑卒中病变的金标准。临床上常用的穿刺部位有股动脉、桡动脉、肱动脉,其中以股动脉穿刺行全脑血管造影术最为常见。

二、脑血管造影术的适应证及禁忌证

(一)适应证

1.颅内外血管性疾病

如疑有动脉瘤、脑血管畸形、血管闭塞或狭窄、动静脉瘘和疑有脑内血肿形成的高血压动脉硬化性脑出血等。

2.颅内占位病变

如颅内血肿、脓肿及肿瘤等。

3.蛛网膜下隙出血

需确定出血原因者。

4.其他

气脑或脑室造影有禁忌或无阳性所见,而又必须明确病变位置或性质者。

(二)禁忌证

(1)哮喘及有碘过敏史者。

(2)严重心、肝、肾功能不全者,如严重心力衰竭、冠心病者。

(3)有全身严重出血倾向或出血性疾病者。

(4)全身或穿刺局部有感染者。

(5)1~2周内曾有过脑蛛网膜下隙出血者,应慎重选择。

(6)年老体弱者,严重脑动脉硬化及高血压病,且有出血可能者,应慎重考虑。

(7)主动脉夹层动脉瘤。

三、造影方法

1.病人准备

心电图检查;出、凝血时间检查。

2.器械和药品准备

常规血管性介入器械和药品外,备多用途导管、猎人头导管。

3.手术步骤

经股动脉穿刺全脑选择性造影技术:是行全脑选择性造影的最佳途径,容易掌握,病人的姿势也较舒服,即使穿刺部位发生血肿、血栓形成等并发症,也较颈部穿刺的危险性小。同时检查者距 X 线球管较远,接受 X 线曝光剂量相对少。常规消毒铺巾,要求暴露两侧腹股沟,以备一侧穿刺插管失败后改用另一侧。穿刺点在腹股沟韧带下 1.5～2cm 股动脉搏动最明显处。采用 Seldinger 技术穿刺成功后,根据病人的年龄和血管情况可选择不同导管如多用途导管、Simmons 导管等。导丝在导管内停留不能超过 90 秒,以防血栓形成。每当导丝抽出导管,都要用肝素盐水冲洗导管两次。在电视监护下选择性地插至颈内动脉或椎动脉,进行选择性插管,注射造影剂后拍片。最感兴趣的血管应首先选择,以防万一机器故障或病人发生意外被迫中止造影,失去获得最重要信息的机会。插管结束后,穿刺处应压迫 10～20 分钟以预防局部血肿。

四、护理

(一)术前护理

(1)按血管性介入术前护理常规。

(2)心理护理:多数病人以突发头痛、呕吐起病,部分伴有运动障碍。病人心理负担重,担心会留后遗症,因此,护士要用高度的同情心、和蔼可亲的态度去做术前宣教,关心、鼓励病人,向其讲解介入手术的目的、方式、优点及重要性,使其积极配合治疗和护理,增强其战胜疾病的信心,消除对疾病的恐惧心理。为稳定病人情绪,可进一步讲解简单的手术过程及术中配合要点,使其对手术有所了解,并列举介入手术成功的病例,增强病人对手术治疗的信心,以赢得病人的最佳配合,保证手术的顺利进行。做术前宣教时可采用现场宣教或者移动新媒体如利用微信平台、康复助手等。

(3)饮食指导:术前晚应进食清淡易消化的软食,术前 6 小时禁食水,若服用降糖药或者注射胰岛素,术晨临时停用;若服用降压药或抗凝药可用少量水吞服。

(4)做好个人卫生:术前一晚可洗澡。术晨病人着病号服,不穿内衣裤,取下义齿、眼镜、首饰等;铺好看护垫,术前 30 分钟排空大小便。年纪超过 65 岁者术前导尿。

(5)术前建立静脉通道,以便于术中临时用药和急救。为便于术者术中操作,静脉通道一般选择左上肢。

(6)观察并记录病人的神志状况、瞳孔大小及生命体征的变化。记录病人肢体活动及足背动脉搏动情况,便于和术后观察对照,能够及时发现是否有股动脉血栓形成。

(7)术前提位训练手术体位采取平卧位,造影时病人必须保持不动,否则会影响到成像的清晰度,术后术侧肢体应伸直制动 6～8 小时。向病人讲述卧位和制动的重要性,使其配合。术前一天让其练习床上大、小便,教会其术后咳嗽、排便时需用手紧压伤口,避免腹压增加,以减少手术并发症。

(8)保证病人有充足的睡眠,必要时可给予地西泮或苯巴比妥等镇静催眠药。对颅内压增高、颅内占位性病变者遵医嘱静脉给予20%甘露醇静滴。

(二)术中护理

(1)护士应做好术中解释工作,向病人详细交代注意事项(特别是向动脉内注射造影剂时会有一过性的头面部发烧感,此时切勿乱动,以免照片模糊不清),解除思想顾虑,争取病人的良好配合。协助病人平卧于手术床上,采取桡动脉穿刺者,右上臂稍外展并保持伸直,手臂下方用托架托住,手掌向上,手腕下适当垫高以利于穿刺,协助消毒铺巾。

(2)保持呼吸道通畅,对于高龄、咳嗽反射差的病人,术中及时清除口腔内的分泌物,以防咳痰困难发生窒息;舌后坠病人及时使用口咽通气道,给予持续低流量吸氧、持续心电监护。

(3)按常规消毒穿刺处的皮肤,范围要大一些。

(4)注射造影剂时,病人若出现呕吐、面色苍白、呼吸急促、血压下降,提示药物过敏,应立即停止注射,并配合医生抢救。

(5)密切观察病人神志变化,瞳孔的大小和对光反射以及肢体活动的变化,注意有无头痛情况,注射一侧的球结膜有无充血,并监测血压、脉搏、呼吸、血氧饱和度的变化,控制血压在正常水平,血氧饱和度在90%以上。

(三)术后护理

(1)按血管性介入术后护理常规。

(2)密切观察病人生命体征、意识、瞳孔及肢体活动情况并与术前相比较。注意病人有无头晕、头痛、呕吐、失语、肌力下降、癫痫等神经系统症状,同时应严密观察病人血压的变化。

(3)体位护理:经股动脉穿刺血管造影后,使用动脉压迫止血器压迫止血,术侧肢体制动6～8小时,保持髋关节伸直;使用血管缝合器缝合的病人,术后也需给予加压6～8小时。为防止制动肢体下肢肿胀、肌肉酸痛、甚至下肢深静脉血栓形成,术后应指导病人进行膝关节远端活动,家属协助从远心端向近心端按摩患肢,以促进静脉回流。经桡动脉穿刺血管造影者,应保持术侧肢体略高,勿下垂。密切观察肢体色泽、指温、指腹张力及毛细血管回充盈情况。压迫的气囊可两小时放一次气,如病人手部发麻、手指颜色青紫、手部水肿等提示包扎过紧,可适当缓解压迫;如病人穿刺处有渗血或出现皮下血肿,提示包扎过松或者压迫位置不当,应及时调整气囊充气。一般情况下6小时可解除气囊,如果止血不理想可延长压迫时间。

(4)穿刺部位的观察:穿刺部位可能出现皮下血肿,假性动脉瘤等并发症,因此需密切观察穿刺部位有无淤血、渗血、出血,如出现血肿应行冷敷,假性动脉瘤的形成可能与拔鞘后压迫部位不准确有关,还可能与穿刺部位过于靠下有关,但多数假性动脉瘤经过局部压迫或超声引导压闭瘘口的方法均可治愈。病人卧床24小时期间,每2小时按摩1次穿刺侧肢体,防止静脉血栓形成。24小时后如无异常则可去除加压包扎,穿刺点常规消毒后,给予纱布覆盖。

(5)饮食指导:鼓励病人多饮水,以利造影剂的排泄,并给予高蛋白、高热量、含维生素丰富易消化的食物,避免辛辣刺激性食物,避免进食豆浆、牛奶等易产气食物,以免造成腹部不适引起呕吐。养成定时排便的习惯,保持大便通畅。

(6)防止腹压增高动作,如剧烈咳嗽、打喷嚏及用力排便等。及时给予镇静剂,控制剧烈咳嗽,咳嗽时要用双手加压动脉穿刺部位,缓冲动脉压力,排便困难者可给予开塞露或甘油灌肠剂灌肠,避免过度用力,防止血栓脱落。

(7)疼痛护理:局部疼痛明显者,观察和记录疼痛的性质、程度、时间、发作规律、伴随症状,遵医嘱给予镇痛药,并记录用药效果,调整舒适的体位。

(8)并发症观察及护理

1)脑血管痉挛的观察:由于导管在血管内停留时间较长,加之栓塞材料等因素,容易诱发脑血管痉挛,表现为头晕、头痛、呕吐、失语、短暂的意识障碍、肌力下降等。操作人员应具有相关的专业知识、熟练的操作技能和从业经验。围手术期应密切注意病人意识、语言、肢体运动障碍情况,进行细致的动态观察和记录,与术前神经功能进行对比,及早发现脑血管痉挛症状,避免因脑缺血、缺氧时间过长而出现不可逆的脑功能障碍。遵医嘱术前两小时给予尼莫地平泵入,预防血管痉挛。严密观察血压,血压维持在 $140\sim110\mathrm{mmHg}/70\sim90\mathrm{mmHg}$,一旦出现脑血管痉挛立即终止各种刺激性操作。

2)脑出血的观察:导管的机械刺激可导致动、静脉瘘(AVM)破裂再出血,也可因病人紧张、情绪激动、排便、剧烈活动时引起动脉压突然升高,头部静脉回流受阻引起再度出血。表现为头痛、恶心、呕吐、烦躁不安、颈强直、意识障碍等。应嘱病人保持心情平静、避免情绪激动,给予果导片,每日 2 片,以保持大便通畅。同时应注意病人的意识、瞳孔、血压、肢体活动的变化,如出现颅内高压综合征,应及时报告医生并处理。

3)迷走神经反射性低血压:术后因迷走神经反射、血容量不足、应用扩血管药物不当而发生低血压,一般多发生在术后 4～6 小时,主要由于疼痛、精神紧张等多种因素刺激大脑,使胆碱能自主神经的张力突然增高,内脏及肌肉小血管反射性扩张引起。密切观察病人意识、心率、心律、血压、尿量变化,如出现头晕、面色苍白、血压下降时,应立即通知医生及时处理。拔管时分散病人注意力,按压穿刺部位、止血时用力要适度,以能够触摸到足背动脉搏动为宜。

4)脑梗死:由于脑动脉对机械刺激特别敏感,介入治疗中在颈动脉过度迂曲的情况下,导管远端对血管弯曲处的刺激常导致血管痉挛或斑块脱落导致血栓形成,常可造成严重的后果。应密切观察病人的意识状态、瞳孔、语言、运动和感觉功能的变化,加强巡视,一旦发现异常,及时通知医生。

5)造影剂肾病:造影剂在药物所致的肾功能不全中仅次于氨基糖苷类抗生素,病人可出现腰酸、腰胀痛、血尿、蛋白尿、少尿等情况,术后应指导病人多饮水,遵医嘱给予补液治疗,以利于造影剂从肾脏排出,密切观察病人的尿液颜色、尿量变化、有无水肿等。

6)尿潴留:由于术肢制动加上病人不习惯在床上排尿,术后易出现尿潴留,术前应指导病人练习床上排尿,通过变换体位、腹部热敷、按摩、听流水声等诱导排尿,必要时遵医嘱给予导尿。

(四)出院宣教

(1)注意休息,避免劳累和不良的情绪。

(2)有高血压病史的病人积极控制血压。

(3)戒烟戒酒,低盐低脂饮食。

(4)预防腹压增高的动作。

(5)有不适随时复诊。

第二节　颅脑肿瘤

一、概述

颅内肿瘤是指颅腔内的占位性赘生物。正常颅腔容积只比脑组织大 10% 左右,如果脑质量增加 8%～10%,或者肿瘤体积占据 150ml 时,即可产生一系列的神经、精神症状和体征,严重时危及生命。常见的颅内高血供肿瘤包括脑膜瘤、血管网状细胞瘤、听神经瘤及颈静脉球瘤等。下面以脑膜瘤为例介绍有关介入方法及护理。

脑膜瘤(meningioma)是中枢神经系统常见肿瘤,约占颅内原发肿瘤的 13%～26%。肿瘤起源于结缔组织,绝大多数发生在蛛网膜颗粒的蛛网膜细胞,极少数发生在硬膜的成纤维细胞。脑膜瘤生长缓慢,多见于中年人,脑膜瘤的高峰发病年龄为 30～50 岁。以女性多见,男女性之比为 1∶2。随着神经介入放射学的出现和发展,介入放射学医师开始尝试术前对脑膜瘤供血动脉进行栓塞,以期达到减少术中出血、降低手术难度的目的。自 1973 年 Manelfe 等首次报道脑膜瘤术前栓塞以来,国内外已有多篇相关报道及其讨论,脑膜瘤术前栓塞能够降低手术难度、减少术中出血,利于手术切除。另外栓塞可缩小肿瘤体积,减轻临床症状,亦可应用于部分病人的姑息性治疗。

二、病因

脑膜瘤病因尚未明确,可能和基因变异,以及一定的内环境改变,如颅脑外伤、放射性照射、病毒感染等因素有关。

三、临床表现及分类

(一)临床表现

早期,可出现轻微头痛,呈间歇性。但经数月、数年,肿瘤较大时,随着颅内压力增高,头痛转为经常性,程度亦有所加重或伴有视力下降及精神症状。当颅内压力增高到相当严重时,病人视力会明显下降乃至失明,眼底检查可见视神经乳头高度水肿或继发性萎缩。若肿瘤位于重要功能区时,可较早地出现神经系统定位症状,如癫痫、对侧肢体肌力减退或感觉障碍、共济失调等。

(二)常用的分型为病理分型

(1)内皮型。

(2)纤维型。

(3)血管型。

(4)沙砾犁。

(5)混合型或者过渡型。

(6)恶性脑膜瘤(恶性脑膜瘤生长快、向周围组织内生长、肿瘤细胞常有核分裂象,易恶变为肉瘤、可以转移到颅外,血管型脑膜瘤发生恶变的机会大)。

(7)脑膜肉瘤,与恶性脑膜瘤不同,肿瘤一开始就是恶性的,多见于10岁以下的儿童。

(三)根据生长部位分型

(1)颅底脑膜瘤(蝶骨嵴、嗅沟、鞍结节、斜坡等)。

(2)非颅底脑膜瘤(大脑突面、矢状窦旁、大脑镰旁、脑室内等)。

四、临床检查

1.一般临床检查

血、尿、大便三大常规,肝、肾功能,出凝血时间;心电图;超声波。

2.影像学检查

CT平扫;CTA或MRA;DSA。

3.病理学检查

检查脑膜瘤标本。

五、介入治疗的适应证及禁忌证

(一)适应证

(1)脑膜瘤手术早期主要供血动脉不易结扎止血者。

(2)肿瘤体积大,位置深(位于蝶骨嵴、幕下、鞍区或颅底)者。

(二)禁忌证

(1)哮喘及有碘过敏史者。

(2)严重心、肝、肾功能不全者,如严重心力衰竭、冠心病者。

(3)有全身严重出血倾向或出血性疾病者。

(4)穿刺局部有感染者。

六、介入治疗

脑膜瘤血供大多由颈外动脉供应,也可由颈外动脉及颈内动脉同时供应。脑膜瘤术前栓塞术即经皮股动脉穿刺超选择插管至肿瘤供血动脉行动脉栓塞治疗,能明显减少肿瘤的血液供应,减少术中出血,有利于提高肿瘤的全切率,并有利于对周围重要结构的保护,从而降低手术的难度、死亡率和病残率。因此,对颅内血供丰富的脑膜瘤手术切除时,采用血管内栓塞是一项重要的辅助措施。

1.病人准备

血管性介入手术常规准备。

2.器械和药品准备

微导管、微弹簧圈、可脱性球囊、液体栓塞剂(如醋酸纤维素聚合物)、血管内支架等。除血管性介入常用药外,另备氟哌啶醇、哌替啶、硫酸阿托品、东莨菪碱、地西泮、尼莫地平(尼莫同)注射液、罂粟碱、20%甘露醇等。

3.手术步骤

术前采用神经安定镇痛麻醉,同时使用数字减影技术,降低造影剂的浓度,有助于减少血管痉挛。用Seldinger技术,经股动脉或颈动脉穿刺,插入导管鞘,将脑血管造影导管经导管鞘选择性地行脑血管造影,以了解脑膜瘤的供血来源、肿瘤染色情况、引流静脉、静脉窦受累情况、颈外动脉供血情况及其与颈内、椎基底动脉有无危险吻合。肝素化后，经导引管插入微导管行超选择插管。导管头端应尽可能超选择至靠近肿瘤的供养血管，由于肿瘤的供血动脉往往是主流方向，超选择性插管到脑膜瘤供血动脉的近端（如颈内动脉、枕动脉）后，不再做进一步的超选择。栓塞时低压缓慢注射固体栓子，使栓子顺血流漂到肿瘤内。栓子的大小应根据供血动脉的直径、血流速度、供血范围而定，所用栓塞材料包括吸收性明胶海绵颗粒、不同大小的聚乙烯醇颗粒（PVA）及碘油等，一般选用吸收性明胶海绵，栓子大小可自行决定，容易掌握，并具有可吸收性；用聚乙烯醇颗粒时其颗粒应大于 $300\mu m$，以防通过"危险吻合"而引起面神经等神经损害。栓塞应在电视透视监控下进行，注入一部分栓塞物后，应注入造影剂进行造影复查，观察栓塞后的改变及是否有反流。栓塞结束的指征为肿瘤供血动脉的血流明显减慢或出现逆流，停滞或反流以及颅内外循环危险吻合开放等，但术中应尽量保留颈外动脉分支主干。栓塞结束后再次做颈总动脉及颈外动脉各期造影与栓塞前进行比较。

七、护理

（一）术前护理

（1）按血管性介入术前护理常规。

（2）心理护理：给予病人及其家属心理支持。颅内肿瘤的病人在得知其疾病的诊断结果后，将会给其带来极大的震撼，往往心理冲击很大，加之进行性的颅内压增高所带来的不适及对手术效果的不了解等因素，均会让病人产生无所适从、焦虑等心理反应。可通过安慰体贴病人，耐心解释，介绍手术的必要性、重要性、安全性，用成功的病例给病人进行心理指导。帮助病人做好术前心理准备，应将完善的治疗计划告诉病人，如脑膜瘤栓塞术 3～7 日后应行脑膜瘤切除术，使病人做到心中有数又能密切配合。还要指导病人学会放松，使病人紧张的神经得以松弛，让病人了解神经松弛有利于机体免疫力的增强及康复。

（3）观察并记录病人的神志、瞳孔大小及生命体征的变化。记录病人肢体活动及足背动脉搏动情况，便于和术后观察对照，并能及时发现是否有股动脉血栓形成。

（4）注意病人有无出血倾向，女病人要了解月经情况，避开月经期。

（5）术前提位训练：手术体位采取平卧位，造影时病人必须保持不动，否则会影响到成像的清晰度，经股动脉穿刺的病人，术侧肢体制动 6～8 小时，保持髋关节伸直；使用血管缝合器缝合的病人，术后也需给予动脉压迫器压迫止血 6～8 小时。术前指导病人练习将枕头垫于肩部，头尽量后仰，可增强介入手术过程中因特殊体位而带来不适的耐受性。应向病人讲述卧位的重要性，让病人练习在床上排便，及教会其术后咳嗽，告知排便时需用手紧压伤口，避免腹压增加，以减少手术并发症。

（6）维护病人的安全

1）对意识障碍或脑神经受损致吞咽困难者，须防止进食时食物误入呼吸道导致肺部感染、窒息或不慎咬伤舌头。

2）肢体无力或偏瘫者应防止压疮、坠床或跌倒。

（7）术前应保证病人有充足的睡眠，必要时可给予地西泮或苯巴比妥等镇静催眠药物，对颅内压增高者给予脱水剂。

(二)术中护理

(1)按血管性介入术中护理常规。

(2)术中密切心电监护:栓塞时如出现颈动脉痉挛,可用硝酸甘油的贴敷剂或静脉注射制剂,舌下和静脉注射钙通道阻滞剂或静脉注射利多卡因,一般使用硝酸甘油贴敷剂对插管所引起的血管痉挛解除相当有效。但低血压、I度以上房室传导阻滞、高度过敏的病人应避免使用上述药物。

(3)密切观察是否出现并发症:最危险的并发症是栓子反流到颈内动脉造成神经功能障碍。在栓塞过程中,应尽可能做到超选择性插管,避开危险吻合,而且掌握好推注微粒压力和速度以防止逆流误栓。导管的尖端应置于适当的位置,不能紧贴血管壁及血管分叉处,避免造成涡流而产生栓子逆流,必须在电视监视下缓慢分次推注栓塞剂,并不断观察屏幕上肿瘤及供血动脉情况,当出现肿瘤染色消失、肿瘤供血动脉血流明显减慢或出现逆流时,应立即停止栓塞。

(三)术后护理

(1)按血管性介入术后护理常规。

(2)严密观察病人神志、瞳孔、肢体活动及生命体征的变化,并与术前相比较。栓塞后肿瘤因缺血、缺氧而引起肿胀,颅内压比栓塞前进一步增高。术后应常规快速静滴20%甘露醇250ml以降低颅内压,防止脑疝形成,争取早日行脑膜瘤切除。

(3)给予吸氧,心电监护,根据血氧饱和度的高低调节氧流量。

(4)防止腹压增高动作,如剧烈咳嗽、打喷嚏及用力排便等,保持大便通畅,养成定时排便的习惯。及时给予镇静剂,控制剧烈咳嗽,咳嗽时双手加压动脉穿刺部位,缓冲动脉压力,防止血栓脱落。

(5)饮食指导:给予高蛋白、高热量、含维生素丰富易消化的食物,增加水果和蔬菜摄入。

(6)并发症的观察及护理

1)头皮坏死:在实施吸收性明胶海绵栓塞术阻断头皮主要血管供应基础上,手术切口选择不当,进一步破坏已受损的血管床,可导致头皮坏死。为了防止头皮坏死,栓塞时保留颞浅动脉主干,同时也要注意手术时切口设计,皮瓣蒂要宽,以保证其血液供应。尤其老年病人或行双颈外动脉供瘤血管栓塞时,更要注意。栓塞后出现头皮坏死者,要及时清除,以保证肉芽生长,及时植皮,同时遵医嘱使用改善循环及神经营养等药物,以促进伤口早期愈合。

2)局部缺血性疼痛:颈外动脉系统栓塞后可因缺血出现局部疼痛、张口伸舌困难等反应,观察记录疼痛的性质、程度、时间、发作规律、伴随症状,遵医嘱给予镇痛药,并记录用药效果,调整舒适的体位,术后给予糖皮质激素治疗以减轻症状,5日左右疼痛可慢慢消失。

(四)出院宣教

(1)注意休息,避免劳累和不良的情绪。

(2)有高血压的病人应积极控制血压。

(3)戒烟戒酒,低盐低脂饮食。

(4)出院后3个月、6个月、一年复查一次。出现不适立即随诊。

第三节 颅内动脉瘤

一、概述

颅内动脉瘤是颅内动脉的局限性异常扩张,可以发生于任何年龄,但多在 40~60 岁之间发病,女性略多于男性。颅内动脉瘤瘤壁局部薄弱,随时都有破裂出血的危险,是颅内出血最常见的原因。因其生长在危险部位,临床上发病凶险,致残率及致死率均较高。颅内动脉瘤多数(90%)发生在脑底动脉环的前半部,其中又以颈内动脉与后交通动脉的分叉处发生率最高;少数(10%)起自椎-基底动脉,多数为单发。

二、病因

颅内动脉瘤发病原因尚不十分清楚,概括有以下几种:

(1)先天性因素。

(2)动脉硬化。

(3)感染。

(4)创伤。

(5)此外还有一些少见的原因如肿瘤等也能引起动脉瘤、颅底异常血管网症、脑动静脉畸形、颅内血管发育异常及脑动脉闭塞等。

三、临床表现及分类

(一)临床表现

1.动脉瘤破裂出血症状

动脉瘤一旦破裂出血,临床表现为严重的蛛网膜下隙出血。发病急剧、病人剧烈头痛,形容如"头要炸开";频繁呕吐、大汗淋漓、体温可升高;颈强直、克氏征阳性;也可能出现意识障碍,甚至昏迷。部分病人出血前有劳累、情绪激动等诱因,也有的无明显诱因或在睡眠中发病。

2.局灶症状

取决于动脉瘤的部位、毗邻解剖结构及动脉瘤大小。动眼神经麻痹常见于颈内动脉一后交通动脉瘤和大脑后动脉的动脉瘤,表现为单侧眼睑下垂、瞳孔散大,内收、上、下视不能,直、间接光反应消失。有时局灶症状出现在蛛网膜下隙出血之前,被视为动脉瘤出血的前兆症状,如轻微偏头痛、眼眶痛,继之出现动眼神经麻痹,此时应警惕随之而来的蛛网膜下隙出血。大脑中动脉的动脉瘤出血如形成血肿;或其他部位动脉瘤出血后,脑血管痉挛脑梗死,病人可出现偏瘫,运动性或感觉性失语。巨大动脉瘤影响到视路,病人可有视力障碍。

(二)国际采用 Hunt 及 Hess 五级分类法,将颅内动脉瘤病人按照手术的危险性分级

1.Ⅰ级

无症状,或轻微头痛及轻度颈强直。

2.Ⅱ级

中度至重度头痛,颈强直,除有脑神经麻痹外,无其他神经功能缺失。

3.Ⅲ级

嗜睡,意识模糊,或轻微的神经功能缺失。

4.Ⅳ级

木僵,中度至重度偏侧不全麻痹,可能有早期的去皮质强直及自主神经系统功能障碍。

5.Ⅴ级

深昏迷,去皮质强直,濒死状态。

若有严重的全身疾患,如高血压、糖尿病、严重动脉硬化、慢性肺病及动脉造影上有严重血管痉挛,要降一级。

四、临床检查

1.一般临床检查

血、尿、大便三大常规;肝.肾功能;出凝血时间;心电图。

2.影像学检查

X线胸部平片;心脏彩超;CTA;MRA;DSA。

五、介入治疗的适应证及禁忌证

(一)适应证

(1)巨大的、手术难以切除的动脉瘤、外伤性假性动脉瘤等。

(2)除禁忌证以外的所有动脉瘤,均可首先采用栓塞治疗。

(二)禁忌证

(1)直径小于2mm的动脉瘤。

(2)动脉瘤壁已钙化。

(3)动脉严重硬化、扭曲,导管难以进入动脉瘤部位。

(4)蛛网膜下隙出血的急性期。

(5)病人的临床状况极差(Hunt&Hess分级为四级或五级;Hunt和Hess分级见表9-1)。

(6)凝血障碍或对肝素有不良反应者。

(7)碘过敏者。

表9-1　Hunt和Hess分级

Hunt和Hess分级	病情情况
0	未破裂动脉瘤
Ⅰ	无症状或轻微头痛/颈项强直
Ⅱ	中度或重度头痛/颈项强直
Ⅲ	轻度局灶性功能缺损,嗜睡/精神错乱
Ⅳ	昏睡/重度或重度偏瘫,早期去大脑强直
Ⅴ	深昏迷,去大脑强直,濒死状态

六、介入治疗

介入治疗技术是颅内动脉瘤较理想的治疗手段,其损伤较小,安全性相对较高。常用颅内动脉瘤介入治疗方法包括：①载瘤动脉闭塞术：该技术是颅内动脉瘤的重要治疗方法之一，适用于手术无法夹闭又不能进行囊内栓塞动脉瘤，栓塞材料为可脱球囊及弹簧圈。使用此项技术时应作颈内动脉球囊闭塞实验，判断血循环代偿情况，以防脑缺血的发生；②动脉瘤腔填塞术：是目前常用的一项技术，可达到永久闭塞动脉瘤囊腔的目的，适合各部位的口小囊大的动脉瘤。栓塞材料是微弹簧圈和液体栓塞剂；③血管内支架技术：当宽颈动脉瘤或梭形动脉瘤单纯用弹簧圈栓塞不可行时，应用内支架置入术，再经支架孔送入微导管至动脉瘤囊内放置弹簧圈或液体栓塞材料。支架起"栅栏"作用，防止后续填塞的弹簧圈突入载瘤动脉形成栓塞。

对于单一介入治疗不能完成或者风险过大（如颅内巨大动脉瘤）的病人，可行复合手术。复合手术可以整合介入和开颅手术的优势，减低手术风险，是一种新的手术方式的选择。复合手术避免了传统单一手术创伤严重、术后瘫痪风险大等缺点和局限，全面改变了既有陈旧工作流程，极大地提高了工作效率、降低风险、节约医疗资源及取得良好预后疗效。目前我国能开展复合手术的医院有北京火箭军总医院、上海长海医院、北京天坛医院等。

1.病人准备

血管性介入手术常规准备。

2.器械和药品准备

微导管、微弹簧圈、可脱性球囊、液体栓塞剂（如醋酸纤维素聚合物）、血管内支架等。药品准备除血管性介入常用药外，另备氟哌啶醇、哌替啶、硫酸阿托品、东莨菪碱、地西泮、尼莫地平注射液、罂粟碱、20％甘露醇等。

3.手术步骤

在全麻及全身肝素化下，采用 Seldinger 技术穿刺股动脉并留置导管鞘，将 5F 或 6F 导引管插入到病侧颈内动脉或椎动脉平第 2 颈椎水平，行选择性全脑血管造影，了解供血动脉来源、管径、走向及位置，动脉瘤瘤体及瘤颈大小、形态等，并根据影像学资料制定治疗方案。根据病变情况选择不同直径微导管，在 X 线监视下调整微导管位置。当微导管进入动脉瘤后行超选择造影，了解动脉瘤蒂与载瘤动脉的关系，动脉瘤血液流向、流速，造影剂在瘤腔内滞留情况，以及动脉瘤壁是否发出血管分支。确定导管位置合适后进行栓塞治疗，填塞动脉瘤直至动脉瘤不显影为止。常用栓塞物质有可脱性球囊、游离微弹簧圈、机械可脱性弹簧圈（MDS）、电解可脱性弹簧圈（GDC）、血管内金属支架或液体栓塞剂加血管内保护性支架等。栓塞后经导引管复查血管造影并对病人进行神经系统检查，了解栓塞的结果及颅内血流变化。栓塞结束后，拔出导管鞘，穿刺部位压迫 10～15 分钟，加压包扎。

七、护理

(一)术前护理

(1)按血管性介入术前护理常规。

(2)心理护理：患动脉瘤的病人都表现出轻重不等的临床症状，病人心理压力大，盼望早日得到治疗的心情迫切，但往往对栓塞手术方法不十分了解。加之介入费用高，担心治疗效果不佳，基于这种情况，应耐心细致地介绍这种治疗方法的优点、目的，术中和术后配合的方法和重要性，讲明动脉瘤再出血的危险性及手术的必要性，让成功手术的病人现身说法，以减轻或消除病人紧张、焦虑及恐惧的心理反应，使其在有心理准备的状态下接受治疗。

（3）防止动脉瘤破裂出血

1）让病人处于安静的环境中，绝对卧床休息，尽量减少活动。保持病房安静，限制探视，避免各种导致病人情绪激动的因素，保证病人足够的睡眠。

2）定时测量血压，发现血压升高，及时报告医生，遵医嘱给予降压药，并观察用药后效果。

3）保持大便通畅，大便时不要突然用力。指导病人多食新鲜蔬菜、水果和粗纤维易消化食物。便秘病人可应用开塞露或甘油灌肠剂灌肠。习惯性便秘者给予导泻剂。

4）注意预防感冒，避免用力咳嗽和打喷嚏。

5）饮水、进食时速度不可过快，以防引起呛咳。

（4）严密监测血压变化，维持血压在正常水平或稍低于正常。严密观察意识、瞳孔、肢体活动变化，及早发现动脉瘤破裂的先兆症状，如头痛、头晕、恶心、眼痛、复视、颈部僵痛、癫痫、感觉或运动障碍等。

（5）进行神经功能的术前、术后对比检查，并做好记录，以观察栓塞效果及病情有无异常变化。

（6）指导病人做颈内动脉压迫耐受试验，了解颈动脉系统侧支循环并促进和加强侧支循环的建立。具体方法：健侧拇指用力触压患侧颈动脉，同时患侧示指触摸患侧颞浅动脉，如患侧颞浅动脉搏动消失，且颅内杂音明显减弱或消失，则说明颈动脉压迫确实。一般每次压迫持续20分钟以上，每天4～5次。

（7）术前2小时给予尼莫地平泵入，以防脑血管痉挛，利于术中操作。手术当日留置导尿。

（二）术中护理

（1）按血管性介入术中护理常规。

（2）术中持续心电监护：使用硝普钠控制血压；床旁备硝苯地平片，控制心率。

（三）术后护理

（1）按血管性介入术后护理常规。

（2）行心电监护，给予低流量氧气吸入，保持呼吸道通畅。

（3）严密观察病人神志、瞳孔、血压、肢体感觉和运动情况并记录，与术前神经功能对照检查，了解有无异常变化。

（4）对于千载瘤动脉闭塞的动脉瘤病人，术后早期要严格限制活动，防止球囊移位。卧床休息36～48小时，36小时内在监护室，限制体力活动1～2周。

（5）由于手术本身或栓塞物质的刺激，病人可能出现较严重的头痛、呕吐，应让病人保持安静，可遵医嘱给予镇静剂和止吐剂。

（6）预防脑水肿遵医嘱在20～30分钟内滴完20％甘露醇250ml。因为甘露醇不仅可脱水、降低颅内压，还可以增加脑血流量，保护脑组织。静脉滴注时应避免外渗。术后颅内压增高和原有高血压者应保持较高血压水平，以提高脑灌注压，满足患侧脑组织供血。一般控制在130～150mmHg/80～90mmHg。对于填塞不完全的病人，必要时采取控制性低血压治疗，控制收缩压在150mmHg以内，平均动脉压74～93mmHg，根据血压变化调整药量。

（7）扩容：遵医嘱给予补液，降低血液黏稠度，防止血栓形成，用激素适当升高血压。尤其是载瘤动脉闭塞后病人的患侧半球主要靠健侧颈内动脉和椎-基底动脉供血，局部血压较栓塞前显著降低。同时由于出血性休克所致血液浓缩、红细胞比积升高、高分子蛋白、脂蛋白的增多以及缺氧、组织 pH 降低,都可引起血液黏稠度升高。缺氧还可损伤内皮细胞,释放促血小板聚集因子,而引起血小板聚集,促进血液凝固性升高,容易形成微血栓。

(8)扩张血管:遵医嘱正确应用尼莫地平静脉滴注,尼莫地平为钙离子拮抗剂,主要作用为扩张脑血管和增加脑供血,可有效地预防脑血管痉挛并发脑缺血。用药期间注意观察不良反应,如血压下降、面部潮红、头痛、头晕、恶心、低热、多汗、皮疹等,并告知病人停药后症状均会很快消失。静脉给药时,使用配备的聚乙烯导管,注意避光。严格按说明控制剂量,最好使用输液泵,以保证单位时间内剂量的准确性。

(9)并发症的观察及护理

1)动脉瘤破裂出血:是血管内栓塞术后严重的并发症之一,多因血压波动引起,应采取措施避免一切引发血压骤升的因素。术后使用心电监护仪持续监测血压 24~72 小时,每 30 分钟测量并记录血压变化。瘤体破裂早期表现为头痛、头晕、恶心、颈强直,出现上述情况须立即报告医生,并密切观察瞳孔,及时发现早期脑疝的征象,做好急诊开颅手术的各项准备工作。

2)脑血管痉挛:由于导管在脑血管内停留时间长,机械刺激易诱发脑血管痉挛。表现为一过性神经功能障碍,如头痛、短暂的意识障碍、肢体瘫痪和麻木、失语。早期发现,及时处理,可避免脑缺血、缺氧而出现不可逆的神经功能障碍。每 2 小时观察病人意识、生命体征变化 1 次,同时注意有无语言、肢体运动障碍情况。为预防脑血管痉挛,常规应用尼莫地平、罂粟碱等药物扩张血管。应用尼莫地平时,注意输液管道避光,尼莫地平在增加脑血流量的同时,伴有不同程度的血压下降。因此要注意血压、心率的变化。

3)脑梗死:是最严重的并发症之一,多因瘤内血栓脱落或栓塞材料脱落栓塞血管引起,术后早期应严密观察语言、运动和感觉功能的变化,经常与病人交流,嘱其回答简单问题或活动肢体,以便及早发现病情变化,并进行处理。如发生一侧肢体无力、偏瘫、失语甚至神志不清,应考虑有脑梗死的可能,需及时行抗凝、扩容治疗。因介入手术过程中会全身肝素化,而肝素的半衰期在 1~4 小时,因此病人刚返回病房时暂不给予使用抗凝药,应在术后 4 小时遵医嘱使用抗凝药物,如低分子肝素钙皮下注射、口服肠溶阿司匹林,以预防脑梗死。在使用抗凝药物期间,应监测出凝血时间,调整抗凝药物剂量,密切观察牙龈、结膜、皮肤有无出血点。

(四)出院宣教

(1)注意休息,避免劳累和不良的情绪。

(2)有高血压的病人积极控制血压。

(3)戒烟戒酒,低盐低脂饮食。

(4)遵医嘱按时服药对于体内放置支架或弹簧圈的病人应坚持口服肠溶阿司匹林 6 个月,用药期间应定期监测出、凝血时间,注意有无出血征象;如果体内未放置支架或弹簧圈则可以不口服肠溶阿司匹林。

(5)出院后 3 个月、6 个月、一年复查一次。出现不适立即随诊。

第四节　脑动静脉畸形

一、概述

脑动静脉畸形(AVM)是一种因胚胎早期脑血管原始胚芽发育分化异常所致的先天性脑血管疾病。脑动静脉畸形病理特点是脑动静脉之间缺乏正常毛细血管网,代之以一团管径粗细不均、管壁厚薄不匀的异常血管团,使二者直接相通。该病发病的年龄轻,有较高的致残率和死亡率。脑动静脉畸形好发于 20~30 岁年轻人,发病率为 0.02%~0.05%。

二、病因

病因为先天性发育异常。

三、临床表现

以出血、癫痫、头痛为主,其他症状包括进行性偏瘫、失语、偏身感觉障碍、同向偏盲、颅内血管杂音、智力减退、颅内压增高等。47.6%的 AVM 以脑出血为首发症状,22.5%表现为癫痫。颅内出血是 AVM 的最严重并发症,未破裂的 AVM 每年出血率为 2%~4%,其死亡率为29%,致残率为 20%~30%。

四、临床检查

1.一般临床检查

血、尿、大便三大常规,肝、肾功能,出凝血时间;心电图。

2.影像学检查

头颅 CT 扫描;经颅多普勒超声;脑电图;CTA 或 MRA;DSA。

五、介入治疗的适应证及禁忌证

(一)适应证

(1)病变部位深、广,不适宜直接手术者。

(2)病变位于重要功能区,如脑干、基底节等部位。

(3)高血流、窃血严重的 AVM。

(4)供血动脉较少、畸形团较小的终末型 AVM。

(5)为巨大型高血流 AVM 的进一步治疗做准备。

(二)禁忌证

同脑血管造影术禁忌证。

六、介入治疗

脑血管畸形的治疗方法主要包括显微外科手术、血管内栓塞治疗和立体定向放射治疗(γ一刀或 X一刀),由于 AVM 自身的复杂性(病理解剖和血流动力学异常),使任何单一的治疗方法都不可能治愈所有类型的动静脉畸形,多数病人需选用两种以上的治疗方式。其中,立体定向放疗适于脑深部较小的 AVM,但有明显的局限性,对体积较大的 AVM、高血流和合并动静脉瘘的 AVM,尤其对有出血史的 AVM 不宜首选该治疗方法;对巨大的脑深部的、重要功能区、高血流伴动脉瘤、动静脉瘘的 AVM,传统的显微手术切除仍然有着较高的致残率和死亡率。近来,随着对 AVM 认识的不断加深和治疗方法的多样化及其联合应用,明显提高了 AVM 的治愈率,降低了致残率和死亡率。当前,多学科联合疗法是治疗 AVM 的趋势。

随着血管内介入治疗技术和材料的发展,血管内栓塞治疗已成为治疗 AVM 的重要手段。通过闭塞瘘口和供血动脉所属的畸形血管团,纠正病理性血流动力学变化,改善低灌注带来的脑组织缺血缺氧,同时降低病灶压力,减少颅内出血的可能性。血管内栓塞可阻断 AVM 的异常血流,预防 AVM 出血及血流动力学的改变,产生即时效果。对于小的 AVM 可一次达到治愈目的,对于较大的且供血动脉多的病人可先栓塞一部分,缩小体积,减少供血,后采取手术和放射联合治疗;对于非功能区,位于皮质的浅表较小的畸形团,可首先手术治疗。但对于只有一根供血动脉且导管容易到位者也可以选择栓塞治疗,血肿较大者可选择手术治疗,约 15% 的病人可以完全治愈。在多数情况下,栓塞术为手术和立体定向放射治疗奠定了基础。栓塞治疗可使病灶范围缩小、减少术中出血、易分离病灶、提高手术成功率、减少手术风险。尤其对于体积较大的伴有广泛供血和深静脉引流或位于功能区的 AVM,栓塞后手术病残率和手术死亡率明显降低。

1.病人准备

血管性介入手术常规准备。

2.器械和药品准备

血管性介入器械包括 Magic 导管,5-0 手术缝合线段,氰基丙烯酸正丁酯(NBCA)与碘苯酯混合液,微弹簧圈等。药品:除血管性介入常用药外,另备氟哌啶醇、哌替啶、硫酸阿托品、东莨菪碱、地西泮、硝普钠。

3.手术步骤

在神经安定镇痛麻醉及全身肝素化下,采用 Seldinger 技术穿刺股动脉并留置导管鞘,将 5F 或 6F 导引管插入到患侧颈内动脉或椎动脉平第 2 颈椎水平,行选择性全脑血管造影,了解畸形血管团的大小、造影剂弥散过程,供血动脉来源、管径、走向及位置,有无动脉瘤、有无正常供血动脉支,引流静脉大小、引流方向等情况,并根据影像学资料制定治疗方案。根据病变情况选择不同直径 Magic 漂浮微导管,在 X 线监视下借助血流导向将微导管插到畸形血管内进行超选择造影检查,证实确系畸形供血动脉,无供应正常脑组织分支后行栓塞治疗。注入 NBCA 浓度和用量根据 AVM 的血流速度决定。一般情况下使用 20%～50% 的 NBCA。在透视监视下缓慢注射,使 NBCA 弥散,填充铸形于 AVM 内。个别高流量的 AVM 可谨慎应用微弹簧或真丝线段。栓塞后经导引管复查血管造影并对病人进行神经系统检查。栓塞后再次行脑血管造影,了解栓塞的结果及颅内血流变化。必要时可重复栓塞。栓塞结束后拔出导管鞘,穿刺部位压迫 10～15 分钟,加压包扎。对于大的 AVM,一次栓塞 1/3～1/2。1 个月后进行第 2 次栓塞。

七、护理

(一)术前护理

(1)按血管性介入术前护理常规。

(2)心理护理:AVM 发病高峰在 20～40 岁,病人比较年轻,要求治疗心情迫切,而介入治疗是一项新技术,病人对其手术过程及效果不了解,易产生紧张心理,因此应耐心向病人讲解手术全过程,并说明手术的配合要点及注意事项,并请术后好转的病人亲身讲解,让病人之间相互交流,消除病人紧张、恐惧的心理,使之配合治疗。

(3)严密观察病情变化:观察有无AVM破裂出血症状、癫痫发作的先兆,指导病人卧床休息,避免情绪激动,保持大便通畅,以防血压骤然升高诱发畸形血管破裂出血,排除一切干扰手术进行和术后康复的有害因素。

(4)观察并记录病人血压、视力、肢体活动及足背动脉搏动情况,以便与术后对照。

(5)术前2小时给予尼莫地平持续泵入,防止术中脑血管痉挛。手术当日留置导尿。

(二)术中护理

(1)按血管性介入术中护理常规。

(2)降低血压:常规给予尼卡地平持续泵入,控制血压下降至原水平的80%,以防术后颅内压增高引起头痛。因AVM的血流动力学是低阻力高流量的变化,AVM中动静脉短路的血流量是正常脑循环的8~10倍,大量本应供应正常脑区的血流转向AVM中灌注、脑缺血的加重使脑血管自动调节能力受损或丧失,栓塞时如立即阻断了动静脉短路,供血动脉近端的压力突然增高,正常的脑血管不能随灌注压增高而自动收缩,而将压力直接传给毛细血管,易发生"正常脑灌注压突破现象",引起急性血管扩张、渗出、脑肿胀。

(3)持续心电监护及氧气吸入,严密观察病人血压、脉搏、呼吸和血氧饱和度的变化。

(4)在栓塞过程中,经常询问病人有无不适,注意有无神志、瞳孔的改变及肢体运动障碍。

(三)术后护理

(1)按血管性介入术后护理常规。

(2)控制血压

1)遵医嘱继续给予尼卡地平泵入控制血压24~72小时,使血压下降至原水平的80%,保持收缩压在100~110mmHg,直至脑血管适应了新的血流动力学变化。

2)尼卡地平应现用现配,每瓶药使用时间不得超过24小时,整套输液装置应避光使用,以免药液遇光分解失效。最好使用静脉微量泵调节尼卡地平的用量,开始剂量为3ml/h,根据病人的血压情况可适当调节。

3)给予低流量氧气吸入,行心电监护,调节药液剂量时,每5~10分钟自动测血压1次,在调节过程中要遵循由小量逐渐加大剂量的原则,避免出现血压波动。

(3)严密观察病人的意识、瞳孔、血压、呼吸及肢体活动情况并与术前相比较,注意病人有无头晕、头痛、呕吐、失语、肌力下降、癫痫发作等局灶性神经症状出现。

(4)有癫痫病史的病人护理注意病人安全,有专人护理。按医嘱用抗癫痫药,注意观察癫痫发作先兆,一旦发作及时控制。

(5)有偏瘫者做好皮肤护理,预防压疮及呼吸道感染等并发症。

(6)保持大便通畅便秘者应多食用含纤维多的水果和蔬菜,必要时给予开塞露或甘油灌肠剂灌肠,避免用力排便而引起栓子脱落。

(7)记24小时液体出入量。

(8)并发症的观察及护理

1)脑血管痉挛:为最常见的并发症,主要与导管、导丝、造影剂、栓塞剂反复刺激血管壁和病人精神紧张有关。表现为一过性神经功能障碍,如头痛、短暂的意识丧失、肢体瘫痪(多在术后12~24小时内发生)。早期发现及时处理可避免因脑缺血、缺氧而出现不可逆的神经功能障碍。术前做好有关栓塞知识的宣教,消除病人的紧张情绪,术后应严密观察病情变化,如发现有意识障碍,轻瘫等表现,应及时报告医师。同时安慰病人,多巡视陪伴病人,消除其紧张情绪。

2)颅内出血:与球囊撑破AVM或导管牵拉AVM出血有关。导管与动静脉畸形粘连,拔除导管时可撕破血管引起出血。应根据不同部位的病变及供血动脉,灵活而熟练地应用不同的导管技术,以避免球囊撑破AVM、导管黏住等并发症。术后24小时之内,应严密观察病人神志、瞳孔、肢体活动及生命体征的变化,注意病人有无头痛、恶心、呕吐等颅内压增高症状,若出血不多,则脱水降颅压,控制性低血压治疗,若出血量较大则需要外科手术治疗,做好配合医生抢救的准备。

3)高灌注综合征:介入栓塞了畸形的血管团,使原来低灌注区的血流量急剧增加,变成了高灌注区,导致灌注过度,可引起剧烈的头痛、头胀、呕吐、意识障碍,严重者可发生颅内出血,危及生命。术后应密切观察病人的生命体征、神志、瞳孔变化,严格控制血压,持续尼卡地平泵入。当发现病人头痛不适、血压过高、处于兴奋状态及意识异常的时候,及时通知医生并配合处理。

4)癫痫:与原发病灶及栓塞刺激有关(如造影剂的毒性、脑血管痉挛、颅内出血及脑缺血等)的癫痫发作。术中发生癫痫应停止栓塞。对术前有癫痫病史的病人,术后应密切观察有无癫痫发作,一旦发生,遵医嘱给予丙戊酸钠抗癫痫治疗,并注意病人的安全保护。

(四)出院宣教

(1)注意休息,避免劳累和不良的情绪。

(2)有高血压的病人积极控制血压。

(3)戒烟戒酒,低盐低脂饮食。

(4)加强自我保护意识,有癫痫病史者应避免一个人外出、高空作业及其他危险活动,按时服用抗癫痫药,如癫痫发作次数减少或停止后,应逐渐减量,半年后方能停药。

(5)出院后3个月、6个月、一年复查一次。出现不适立即随诊。

第五节　颈动脉狭窄

一、概述

颈动脉狭窄是指作为血液由心脏通向脑和头其他部位的主要血管的颈动脉出现狭窄的症状。颅外颈动脉硬化闭塞性疾病可引起颈总动脉和颈内动脉狭窄和闭塞。颈动脉狭窄是引起缺血性脑血管疾病的主要原因,约1/3的缺血性脑卒中是由颈内动脉粥样硬化性斑块破裂、脱落所致。近年来,随着腔内血管介入治疗技术的发展,颈动脉支架植入术(CAS)已经成为主要的治疗方法之一。目前,CAS已经成为治疗症状性和非症状性颈动脉狭窄的主要手段之一,特别适合对不宜接受内膜切除手术的高危病人以及高位狭窄、多发狭窄、颈内动脉狭窄或椎动脉狭窄的病人。

二、病因

颈动脉狭窄的原因很复杂,动脉粥样硬化是最常见的病因,约占90%以上。此外,还有大动脉炎、外伤和放射性损伤等少见原因。

三、临床表现

动脉粥样硬化所致的颈动脉狭窄多见于中、老年人,常伴存着多种心血管危险因素。头臂型大动脉炎造成的颈动脉狭窄多见于青少年,尤其是青年女性;损伤或放射引起的颈动脉狭窄,发病前有相应的损伤或接受放射照射的病史。

根据颈动脉狭窄是否产生脑缺血症状,分为有症状性和无症状性两大类。

1.有症状性颈动脉狭窄

(1)脑部缺血症状:可有耳鸣、眩晕、黑蒙、视物模糊、头昏、头痛、失眠、记忆力减退、嗜睡、多梦等症状。眼部缺血表现为视力下降、偏盲、复视等。

(2)TIA:局部的神经功能一过性丧失,临床表现为一侧肢体感觉或运动功能短暂障碍,一过性单眼失明或失语等,一般仅持续数分钟,发病后24h内完全恢复。影像学检查无局灶性病变。

(3)缺血性脑卒中:常见临床症状有一侧肢体感觉障碍、偏瘫、失语、脑神经损伤,严重者出现昏迷等,并具有相应的神经系统的体征和影像学特征。

2.无症状性颈动脉狭窄

许多颈动脉狭窄患者临床上无任何神经系统的症状和体征。有时仅在体格检查时发现颈动脉搏动减弱或消失,颈根部或颈动脉行经处闻及血管杂音。

四、临床检查

1.一般临床检查

血、尿、大便三大常规,肝、肾功能,出凝血时间;心电图。

2.影像学检查

胸片、B超、CTA、MRA、DSA。

五、介入治疗的适应证及禁忌证

(一)适应证

(1)无症状血管管径狭窄程度大于80%,有症状(rias或脑卒中发作)血管管径狭窄程度大于50%。

(2)血管管径狭窄程度小于50%,但有溃疡性斑块形成。

(3)某些肌纤维发育不良者,大动脉炎稳定期有局限性狭窄。

(4)放疗术后或内膜剥脱术后、支架术后再狭窄。

(5)颈部肿瘤压迫导致的狭窄。

(6)急性动脉溶栓后的残余狭窄。

(二)禁忌证

(1)3个月内有颅内出血,2周内有新鲜梗死。

(2)不能控制的高血压。

(3)对肝素、阿司匹林或其他抗血小板药物有禁忌者。

(4)碘过敏者。

(5)颈内动脉完全闭塞者。

(6)伴有颅内动脉瘤者。

(7)在30天内预计有其他部分的外科手术者。

(8)2周内发生过心肌梗死者。

(9)严重心、肝、肾疾病。

六、介入治疗

颈动脉狭窄血管成形术可有效预防脑缺血发作及动脉硬化斑块脱落引起的脑梗死,较手术治疗具有创伤小、成功率高、恢复快、并发症发生率低等优点,能提高生命质量。

1.病人准备

血管性介入手术常规准备。

2.器械和药品准备

除常规血管介入器材外,备7～8F血管鞘、7～8F长鞘(90cm)、0.018in微导丝、抗栓塞远端保护装置(保护伞),需要根据狭窄的部位、宽度选择合适的球囊和支架;降低血压和心率的药物;血管缝合器;除颤仪。

3.手术步骤

常规准备,消毒铺巾,局麻下采用Seldinger技术穿刺右侧股动脉成功后,引入7～8F导管鞘,全身肝素化,导管鞘侧壁三通连接管与加压输液袋连接管连接。在连接前应注意管道内有无残余气泡,调节加压输液速度。将带Y形阀侧壁接头的三通连接管与加压输液袋连接,排尽残余空气,然后将Y形阀连接于导引导管尾端。选择0.018in微导丝,寻引导管头端一般放置在C4～C5水平。利用参照物准确测量狭窄程度及狭窄段近端血管的内径,以支架直径与狭窄段近端血管内径管径之比为1.1∶1的标准选择支架。支架长度要略大于狭窄段的长度(粥样硬化斑块的长度)。支架必须完全覆盖斑块,并且在斑块两端各延伸5mm左右,因为实际病变的长度要比造影显示的长。比如狭窄长度2cm,则支架长度应选择3～4cm。在示踪图下将微导丝小心穿过狭窄段,然后以快速交换方式沿导丝引入保护伞至狭窄段远端,并张开伞,然后沿保护伞导丝将球囊送至病变血管行扩张,如扩张效果不满意,可再次扩张。造影显示狭窄扩张满意后,回撤球囊,然后以快速交换方式沿导丝引入保护伞至狭窄段远端,并张开保护伞,然后沿保护伞导丝将球囊送至病变血管行扩张,如扩张效果不满意,可再次扩张。造影显示狭窄扩张满意后,回撤球囊,将支架通过保护伞导丝送至病变部位,造影确认位置合适后释放支架,观察支架的位置,并让已释放的支架充分贴壁、固定,然后缓缓释放全部支架。一般情况下支架未打开时的位置应略高于预定释放的位置,这样就可以抵消支架完全打开后由于支架缩短可能会达不到理想的位置。如果在前面1/3打开后位置偏高,可以稍稍下拉支架,达到最佳位置后完全释放支架。之后撤出保护伞。术毕拔管,用血管缝合器缝合股动脉,包扎创口,病人安返病房。

七、护理

(一)术前护理

(1)按血管性介入术前护理常规。

(2)心理护理:病人术前保持良好的心理状态,是保证手术成功的关键。病人对手术过程缺乏了解,表现出不同程度的紧张、焦虑、担心。护理人员应针对病人的心理状况进行耐心讲解,并充分解释介入治疗的优点、手术过程及注意事项,消除病人紧张、焦虑心理,取得病人的配合和信赖,使病人在良好的精神状态下手术,使手术顺利进行,以减少并发症的发生。

(3)术前准备:完善相关检查,术前对病人全身状况进行评估,包括既往史。术前给予对症处理,将血压、血糖调整到适当水平。

(4)术前用药:术前2~5天开始口服阿司匹林300mg,每日1次。术前2天开始使用尼莫地平100ml以2ml/h静脉泵入,防止血管痉挛,同时根据监测的血压及时调整尼莫地平的滴速。术前6h禁食,4h禁饮,监测病人的血压并详细记录,防止血压过低。

(5)饮食护理:指导病人戒烟戒酒;进低盐低脂饮食,少吃多餐,注意营养均衡,多吃新鲜的水果和蔬菜,保持大便通畅。

(6)病人卧床期间注意预防相关并发症如压疮、肺部感染、深静脉血栓、尿路感染等。

(7)手术当日给予留置导尿。

(二)术中护理

(1)按血管性介入术中护理常规。

(2)术中持续心电监护,注意观察病人神志及生命体征变化,重点监测血压的变化,预防脑血管意外。

(3)预防脑血管痉挛:继续按照术前用药给予尼莫地平持续微量泵泵入。

(4)循环系统并发症:颈动脉窦压力感受器是调节血压和心率的重要感受器,高涨的压力可以产生明显的减压反射,并使心率减慢,严重的可能出现心脏骤停。颈动脉狭窄多位于颈内动脉起始部,正是颈动脉窦压力感受器的位置所在,支架的释放(特别是球囊的扩张)使这些反射经常出现。反射激烈时就可出现所谓的"循环系统并发症"。这些常表现为球囊扩张时病人突然心率减慢、血压下降,轻的出现短暂变化后很快恢复,心率降为50次/分,血压不低于90mmHg;重者心率低于40次/分,血压低于80mmHg。一般持续时间不长,在1~3分钟内可自行恢复,个别病人反应较为激烈,持续时间延长,不及时处理极为危险。术中给予心电监护,严密监测血压及心率的变化,必要时遵医嘱给予硫酸阿托品0.5~1mg静脉注射、升压药多巴胺20~80mg加入5%葡萄糖溶液中静脉滴入。

(三)术后护理

(1)按血管性介入术后护理常规。

(2)穿刺侧肢体的护理:术后穿刺部位加压包扎,嘱病人绝对卧床24h,避免头颈部剧烈活动,翻身时动作要轻柔,穿刺部位用动脉压迫止血器压迫6小时,穿刺侧下肢制动12小时。注意观察穿刺部位有无血肿、出血,足背动脉搏动是否减弱或消失,下肢皮肤色泽及温度等情况,若有异常及时报告医生。帮助病人按摩受压部位,防止静脉血栓形成。鼓励病人多饮水,以利于造影剂的排出。

(3)生命体征的观察：术后密切观察病人的意识、瞳孔、血压、心率变化，予以心电监护，每30分钟测量1次，术后使用20%甘露醇125～250ml快速滴入，每日1～2次。防止过度灌注脑损伤引起脑出血，防止血栓形成等。若出现头痛、头晕、偏盲、失语及肢体乏力等症状及时通知医生处理。

(4)药物护理：为了预防支架内血栓形成，遵医嘱给予抗凝药如依诺肝素注射液（克赛）4000U，皮下注射，每12小时注射1次，连续3天；口服阿司匹林300mg/d，波立维75mg/d，行6周抗凝治疗；6周后停服波立维，终身服用阿司匹林100mg/d。向病人及家属说明术后服抗血小板药的重要性，不能漏服。同时术后要常规检查凝血功能，严密观察病人有无出血征象如皮肤、黏膜有无出血点或紫癜，有无黑便，有无牙龈出血，有无咳痰带血丝等。如果发现病人有出血倾向，应及时停用双抗血小板治疗，改用单抗血小板治疗。

(5)预防感染：由于手术时间较长，因此术后应注意监测体温变化，如术后出现寒战、高热应及时抽取血常规和血培养，合理使用抗生素；限制陪护人员的数量，预防交叉感染。

(6)并发症的观察与护理

1)神经系统并发症：与颈动脉内膜切除术（CEA）有所不同，CAS极少会造成周围神经损伤。造成神经系统并发症的主要原因是脑血管痉挛、脑动脉栓塞和脑动脉血栓形成。常在操作中发生，其发病急骤突然，轻则为一过性黑矇、失语、意识丧失，重则表现为持续的视野损伤、失明、烦躁、语言障碍、肢体感觉缺失、运动障碍、偏瘫、昏迷等大面积脑梗死症状，严重的可能死亡。因此，术中应使用脑保护装置，术后密切观察病人的意识、瞳孔变化及肢体活动情况。发现异常及时报告医生处理。

2)过度灌注脑损伤：是一种很少见的并发症，仅见于双侧颈动脉狭窄闭塞的高血压病人。这类病人已经耐受了长期脑的低灌注量，突然开放的脑的高压灌注可能引起脑血流显著增加导致脑水肿，甚至脑出血。有报道80%的颈动脉病人术后有不同程度的过度灌注脑损伤，典型的过度灌注脑损伤表现为病人持续的高血压不能缓解、头痛或剧烈头痛、癫痫发作、抽搐、昏迷及严重脑缺血的表现。有效的控制血压是预防过度灌注脑损伤的主要手段。术后严密监测血压变化，将血压控制在病人平时或比平时稍低的水平上。

3)脑血栓形成、栓塞：支架成形术中由于狭窄区的部分粥样硬化斑块处于不稳定状态，容易在操作中被导丝和支架碰撞而脱落形成血栓，可能造成脑梗死，在术中、术后有可能出现短暂或永久的功能障碍。故术中、术后应重点观察病人的意识、瞳孔大小、对光反射，是否有头痛、头晕、偏瘫、失语、偏盲等临床症状。对于合并有糖尿病、高脂血症的病人，术后应积极综合治疗，有效地控制血糖、血脂，防止术后局部新的粥样斑块的生成。另外术中造影时要预防空气栓塞，防止病人发生瘫痪，造成无法挽回的伤害。

(四)出院宣教

(1)注意休息，保持心情舒畅，避免劳累和不良的情绪，以增加大脑耗氧量。

(2)有高血压、高血糖、高血脂病史的病人积极控制血压、血糖、血脂。

(3)戒烟、戒酒，低盐低脂饮食，禁辛辣刺激性食物。

(4)遵医嘱服用抗凝药物，避免外伤。

(5)术后 3 个月门诊复查,行彩色多普勒检查支架血管通畅情况,以后每隔 6～12 个月随访检查 1 次。

第六节　舌癌

一、概述

舌癌是最常见的口腔癌,占全身恶性肿瘤的 0.8%～1.5%,占头颈部恶性肿瘤的 5%～7.8%。其恶性程度较高、生长快。由于舌体含丰富的淋巴管和血液循环,因此常发生颈部淋巴结转移。舌癌发病以 40～60 岁多见。男女之比为(1.2～1.8):1。早期舌癌的治疗主要以根治性手术为主,但术后因舌的不同程度损伤常造成语音、咀嚼及吞咽等功能障碍,影响病人生存质量,并且术前、术后全身化疗存在疗程长、全身毒性大等缺点而使部分病人拒绝手术或全身化疗。动脉插管化疗栓塞术是通过导管将抗癌药物输注到所选动脉分布区的肿瘤组织中,以提高局部药物浓度,发挥较强的药物治疗效能,使局部肿瘤缩小,达到提高疗效、减少全身反应、提高手术切除率、减少复发和转移的目的,较全身化疗具有效果好、毒副作用小的优点,在综合治疗中、晚期舌癌中起着很重要的作用。中、晚期舌癌病人于外科手术前行超选择动脉插管栓塞化疗是一项有价值、可推广的治疗措施。

二、病因

本病病因尚未完全明确,可能与紫外线、X 线及其他放射性物质、病变牙齿、义齿长期摩擦刺激、口腔卫生不良、长期吸烟、饮酒、内分泌功能紊乱、基因突变及舌黏膜白斑有关。

三、临床表现

初期表现为黏膜小硬结,逐渐形成明显的肿块及溃疡,多无明显症状或微痛,合并感染时产生剧烈疼痛,同侧面部和耳部有放射痛。舌癌向口底侵犯时,出现舌运动受限、舌固定、进食困难及语言不清等。晚期常并发组织坏死、出血、消瘦、吸入性肺病。

舌癌以鳞状细胞癌占绝大多数;腺癌少见。

四、临床检查

1.一般临床检查

血、尿、大便三大常规,肝、肾功能,出凝血时间、肿瘤标志物等实验室检查;心电图。

2.影像学检查

X 线;CT;MRI。

五、介入治疗的适应证及禁忌证

1.适应证

中、晚期舌癌。

2.禁忌证

(1)恶病质者、肝肾功能衰竭、病人预期生存期小于 2 个月者。

(2)有严重出血倾向者。

（3）年龄大于 70 岁，伴有严重动脉粥样硬化和血管迂曲的病人应慎重选择，因为除增加选择性导管插入的难度外，还容易引起血管栓塞、破裂等严重并发症。

（4）造影剂过敏者。

六、介入治疗

经皮股动脉穿刺超选择性插管至舌动脉栓塞化疗，使肿瘤细胞处于大剂量抗癌药物的冲击和供血动脉血流阻断营养受阻的双重作用下，短期内发生变性、凝固、坏死或液化，邻近亚临床灶消失，癌灶明显缩小。手术时显示肿瘤边界清晰，缩小了手术范围，利于切除，减轻了功能损伤。且因舌动脉已被栓塞，舌切除时出血相对减少，减轻病人术后反应。

1.病人准备

同常规血管性介入准备。

2.器械和药品准备

除常规血管性介入准备外，备化疗药品。

3.手术步骤

在局麻下采用 Seldinger 技术，经皮股动脉穿刺插管，用猎头导管或多用途导管超选择性插入舌动脉，以每秒 3～4ml 的速度注入非离子型造影剂 8～10ml 造影，并连续摄片了解肿瘤血供。"染色"及邻近转移灶的供血血管后，行肿瘤供血动脉超选择性插管，注入丝裂霉素（MMC）10mg 和顺铂（DDP）50mg 等抗癌药物，造成局部大剂量冲击化疗，并酌情用 300～500μm 吸收性明胶海绵颗粒行肿瘤供血动脉部分栓塞。

七、护理

（一）术前护理

（1）按血管性介入术前护理常规。

（2）心理疏导：介入治疗的成败，除了手术的因素外，与病人精神状态也有很大关系。精神紧张、恐惧易发生动脉痉挛、药物反应等异常情况，从而导致插管操作失败。由于大多数病人对治疗效果十分担心，常表现为悲观、失望、恐惧、紧张。对此要向病人讲明介入治疗的重要性、安全性和优越性。可请其他病友作自身介绍，使病人消除焦虑、恐惧、不安情绪，避免不必要的精神压力，以良好的心理状态接受治疗，增强病人与疾病作斗争的信心和决心。同时医护人员对病人要有同情心，如病人流涎时及时帮助其擦拭干净，使病人感觉很亲切；与家属沟通，给予亲情的支持、关怀和疏导，使其消极心理状态转化为积极心理状态，使介入治疗达到良好的治疗效果；有发音障碍的病人，护士应耐心倾听病人的问题，并适时鼓励病人发音。

（3）特殊体位的训练：指导病人练习将枕头垫于肩部，头尽量后仰，可增强介入手术过程中因特殊体位而带来不适的耐受性。

（4）口腔护理：舌癌病人的舌体溃烂、坏死、口腔分泌物长期滞留在口腔内等极易引起口腔黏膜感染，口腔有异味。为了预防口腔感染，术前给予病人 2％过氧化氢含漱，5 次/天。如病人舌体溃烂较重，伴有疼痛时可以用利多卡因、维生素 C 和维生素 B$_{12}$ 混合液漱口。

（5）饮食护理：加强病人饮食指导，增强病人的抵抗力，但舌癌病人舌肌紧张，导致吞咽困难，加之病人舌体溃烂等导致病人进食少或不愿意进食。对于不能进食者可给予留置胃管，留置胃管期间注意妥善固定胃管，防止滑脱、扭曲、打折。每 2～3 小时鼻饲一次，每次 200ml，用带有恒温器的营养管泵入,鼻饲前后均应注意检查胃管是否在胃内及用 20～30ml 温开水冲洗管道,防止管腔堵塞,待病人营养状况改善后拔出胃管;无胃管者遵医嘱给予静脉营养;可以正常进食者应进食高维生素、高蛋白、高热量的清淡、易消化软食,禁忌辛辣、刺激性食物。

(6)有吸烟史者告知病人吸烟的危害,劝其戒烟。

(二)术中护理

(1)热情接待病人,对病人态度和蔼,做好解释工作,解除其紧张情绪及恐惧心理,取得病人信任。要讲明手术中可能出现的感觉及简单的手术操作步骤,如注射造影剂时有温热感,栓塞时可能出现的疼痛、恶心等反应。使病人做好心理准备,尽量与医师很好配合。对不能消除紧张情绪者,可给她西泮 10mg 肌内注射。

(2)协助病人摆放正确体位,协助医生暴露手术野并配合皮肤消毒。密切观察穿刺一侧肢体动脉搏动情况,肢体的温度,皮肤颜色是否有改变,发现问题及时处理。如出现较严重的并发症如过敏反应、心律失常、心功能衰竭、休克等,应立即停止灌注药物治疗,配合医师进行抢救。

(三)术后护理

(1)按血管性介入术后护理常规。

(2)心电监护,密切观察病人生命体征、意识、瞳孔及肢体活动情况并与术前相比较。

(3)给予吸氧,根据血氧饱和度的高低调节氧流量。

(4)口腔护理术后由于舌体活动受限,口腔自洁作用受到干扰,血液、分泌物淤积于口腔,细菌容易生长,极易并发口腔感染。

1)术后 10 日内每天用 2% 过氧化氢含漱 3 次,用生理盐水进行口腔冲洗 2 次/天。

2)护理工作要细致、彻底。指导病人使用软毛牙刷,刷牙时禁刷舌部肿瘤侧的牙齿内侧面及咬合面,避免舌部肿瘤受到物理刺激发生出血、疼痛。

3)防止腹内压力增高时造成穿刺部位出血:指导病人咳嗽时要双手按压动脉穿刺部位,缓冲动脉压力,防止血栓脱落;保持大便通畅,养成定时排便的习惯。

(5)饮食和营养护理:病人常因舌体溃烂、疼痛,破坏了口腔的正常功能而影响进食。

1)指导病人进食高蛋白、高热量的流质或半流质饮食,以蒸蛋、无刺鱼肉、豆腐、牛奶、面条、各种汤水、稀饭为主,少量多餐。

2)严格掌握饮食的温度,避免过烫,以免刺激、损伤黏膜。进食宜缓慢,以防发生呛咳,以后逐渐改为软食、普食。避免进食辛辣食物,忌烟、酒。

3)如疼痛影响食欲,应向其解释进食的必要性,鼓励并协助病人进食,可给予 2% 利多卡因喷雾于溃疡面,减轻疼痛后再进食。

4)必要时遵医嘱静脉补充营养。

(6)并发症的观察及护理

1)患侧舌胀痛并放射至患侧颞顶部:是由于栓塞组织缺血、水肿和坏死所致,病人常因此认为病情加重,治疗效果不好,情绪消极,烦躁不安甚至拒绝治疗。此时应对病人进行正确的引导,说明疼痛是介入治疗的一种常见反应,烦躁的情绪更会加重疼痛。指导病人克服消极心理因素,提高战胜疾病的信心,从而达到缓解疼痛的目的。该症状一般持续 3～7 日,以后逐渐减轻。

2) 发热:栓塞治疗后多因肿瘤组织坏死、吸收所致。首先要做好病人的心理护理,使其了解发热的原因,解除顾虑。如体温＞39℃,遵医嘱给予口服布洛芬混悬液,配合物理降温即可缓解。1 周后逐渐恢复正常。此时,如病人出汗多,应及时更换内衣、内裤、床单,保持床铺清洁、干燥,防止感冒发生。

3) 恶心呕吐:为化疗药物的毒性反应,一般都能耐受,3～4 日缓解。呕吐严重者遵医嘱给予盐酸昂丹司琼 8mg 静脉推注,并静脉补充足够的营养液,保持电解质平衡,并注意观察呕吐物性质、颜色,防止消化道出血。

4) 肾毒性反应:部分抗癌药物、大量应用造影剂、加之肿瘤病人多数为老年人,肾代谢功能不能与正常健康者相比,可导致不同程度的肾损害,严重者可引起肾功能衰竭。所以要向病人作好解释工作,鼓励其多饮水,使尿液稀释,加速药物从肾脏排泄,减轻肾毒性反应。除每日常规补液外,必要时可给予利尿剂。将 24 小时出入量及时准确记录在体温单上,为治疗提供准确的依据。同时观察尿量、颜色及性质的变化,每日尿量少于 500ml、尿色改变时应留尿送检。

5) 短暂性脑缺血发作:多发生在治疗后 3～6 日,可能为导管或化疗药物刺激引起脑血管痉挛、收缩和(或)导管内微血栓脱落,一时性阻塞脑血管所致。一般起病急,治疗上以抗血管痉挛、抗血小板聚集、抗凝及改善脑部血液循环为主,必要时采取溶栓治疗。

(四)出院宣教

(1)要做好家属工作,教育其应保持乐观态度,鼓励病人树立战胜疾病的信心,动员病人配合治疗。

(2)保证病人足够营养,每天给予高热量、高蛋白、高维生素易消化的流质饮食。术后 1～2 周行手术根治术。

(3)加强口腔护理,预防感染。

(4)在行化疗时,可能出现一些不良反应,如食欲不振、脱发等,告知病人不要过度紧张,化疗结束后可自行缓解。

第七节　鼻腔大出血

一、概述

鼻出血又称鼻衄,是临床常见病。它通常是指鼻腔出血经前鼻孔流出或后鼻孔流入到咽部,一次性或短时间内反复多次大量鼻出血达 300ml 以上,称为鼻腔大出血。

二、病因

鼻腔大出血引起的原因有:①鼻腔疾病(如鼻外伤、鼻腔异物、鼻炎纤维血管瘤、鼻咽癌放疗后坏死性血管炎或急性炎症等);②全身性疾病(如高热、血管疾病、血液病、维生素 C 或维生素 K 缺乏症、高血压等);③颅底骨折、颅底动静脉畸形破裂出血、颅底鼻窦、鼻咽部等处病变出血引起。

三、临床表现

鼻腔大出血多为鼻后部出血,位置在下鼻甲后部,其供血动脉多为颌内动脉。大量鼻出血时,出血呈喷射状,量多色鲜红,除了从鼻孔涌出、口中吐出,偶尔也出现在耳道。

四、临床检查

1.一般临床检查

血、尿、大便三大常规,肝、肾功能,出凝血时间,备血等实验室检查;心电图。

2.影像学检查

鼻内窥镜;头颅 CT;MRA;头颈部血管造影。

五、介入治疗的适应证及禁忌证

(一)适应证

(1)先天性出血性毛细血管扩张症。

(2)严重自发性和高血压性鼻出血。

(3)创伤性鼻出血。

(4)累及鼻部的血管畸形,如 wyburm-Mason 综合征(额、鼻、眶周、网膜和中脑血管瘤病)。

(5)鼻部小动脉瘤。

(6)血液病,如 Fanconi 贫血(先天性骨髓发育不全)。

(二)禁忌证

(1)哮喘及有碘过敏史者。

(2)严重心、肝、肾功能不全者,如严重心力衰竭、冠心病者。

(3)具有全身严重出血倾向或出血性疾病者。

(4)穿刺局部有感染者。

(5)年老体弱者、严重脑动脉硬化及高血压病且有出血可能者,应慎重考虑。

六、介入治疗

手术方法常规治疗手段包括前后鼻孔填塞,内镜下激光烧灼、微波、射频治疗,颈外动脉或上颌动脉结扎,经上颌窦颌内动脉结扎等。但手术治疗创伤大、风险大、侧支循环建立导致复发出血,并发症多等而不易被病人接受。介入治疗经皮股动脉穿刺,超选择插管至鼻腔出血动脉并进行栓塞治疗,此法止血效果确切、安全、有效,以达成共识。

1.病人准备

同常规血管性介入准备。

2.器械和药品准备

除常规血管性介入准备外,备栓塞剂(PVA、弹簧圈等)。

3.手术步骤

在局麻下采用 Seldinger 技术穿刺右股动脉成功后,将 SF 多用途导管及微导管超选择性插入左右颈外动脉及两侧上颌内动脉注入造影剂行数字减影血管造影(DSA)检查。观察颈外动脉分支及走行情况,颌内及面动脉出血分支的造影剂外溢程度及染色范围,有无畸形血管,上颌动脉与颈内动脉、眼动脉、椎动脉间有无危险的吻合支,颈内及颈外有无交通支。确定出血分支后,将导管进一步超选至出血动脉近端,注入造影剂观察无误后注入栓塞剂(栓塞剂多为吸收性明胶海绵、PVA颗粒、弹簧圈、可脱性球囊等)。吸收性明胶海绵短期止血效果好,费用低;PVA颗粒属于永久性栓塞剂,术后血管不会再通。因颈内外动脉系统潜在危险交通支直径在150μm,而选用350～700μm PVA颗粒不会通过危险交通支进入颅内造成误栓。注入血管栓塞剂应在X线屏幕监视下进行。栓塞结束的指征为肿瘤供血动脉(俗称:靶血管)的血流明显减慢,或出现逆流、停滞或反流以及颅内外循环危险吻合开放等,但术中应尽量保留颈外动脉分支主干。

七、护理

(一)术前护理

(1)按血管性介入术前护理常规。

(2)心理护理

1)鼻出血病人,因为反复出血且量较多,精神紧张、恐惧,情绪激动又可诱发、加重出血。护士应多接触、关心体贴病人,根据病人的文化差异,采用适当的语言与其进行交流,同时虚心听取病人的意见和要求,及时了解病人心理变化。给病人精神上安慰,消除其紧张、焦虑心理。

2)创造一个安静舒适的环境:病室保持安静,让病人安静卧床休息,保持平静的心情,使之尽快恢复。

3)向病人及家属讲解手术过程,告诉病人在手术中采用先进的导管技术,能明确病变的供血情况,其止血效果确切,成功率高,尽量消除病人对手术的恐惧心理,增强病人接受手术的信心,使其能主动配合。

(3)密切观察生命体征的变化:估计出血量,注意有无贫血及出血性休克的早期表现,如烦躁、面色苍白、皮肤湿冷、脉搏增快、血压下降、尿量少等,对老年病人还应注意心、肺、脑功能的变化。迅速建立两条及以上静脉通道,给予抗休克、止血、备血;镇静处理,避免病人紧张、烦躁加重出血。注意将血压控制在100～110/60～70mmHg即可,血压过高易引起出血。

(4)鼻腔填塞凡士林纱条的护理:根据病人鼻腔出血的量及部位、病人鼻腔的大小等由耳鼻喉科医生为病人填塞凡士林纱条,填塞数量以鼻腔填满,达到止血即可。24小时后视出血缓解酌情抽出纱条,边抽边观察,如仍有出血则继续填塞,直至介入手术结束后出血止住再抽取;告知病人及家属不要自行扰动鼻腔填塞纱条,避免使用过热水洗漱;控制血压;一侧鼻腔填塞纱条后病人只能单侧或使用口呼吸,导致口腔干燥,嘱病人少量多次饮水,床头悬挂湿毛巾,房间定时开窗通风,注意温度和湿度适中;鼻腔填塞导致病人的鼻咽部不适容易打喷嚏,教会病人如何避免打喷嚏如深呼吸,用舌尖抵住上腭,防止凡士林纱条脱出。

(5)鼻内镜直视下膨胀海绵填塞止血:在鼻内镜下边吸引鼻腔血性分泌物边寻找出血部位,视鼻腔大小选择合适大小及数量的膨胀海绵,注入生理盐水,待膨胀后使用2～3条往后鼻孔、鼻咽部填塞,抵达鼻咽部后壁及咽后壁,前鼻孔端膨胀海绵牵引线至鼻外。前鼻孔填塞少量凡士林纱条,避免牵引线损伤鼻黏膜。

(6)保持呼吸道通畅:病人取半卧位,勿做低头动作。出血性休克时取中凹卧位,用垫枕抬高病人的头胸部10°～20°,抬高下肢20°～30°,给予氧气吸入。嘱病人不要将鼻腔及口腔内的血液咽下,以免引起胃部不适,造成恶心、呕吐,加重出血。及时清除鼻腔及口腔内的血液,以免造成窒息。床边备吸痰器、气管插管、气管切开等用物,防止病人发生窒息。

(7)饮食指导:加强营养,提高机体的抵抗力。

1)鼻出血病人口腔常有血腥味、食欲降低等情况,嘱其每日用复方硼砂液漱口,保持口腔清洁。

2)后鼻孔填塞的病人,因进食困难,可饮牛奶、鱼汤等流质饮食;戒烟酒。

(二)术中护理

(1)交代注意事项:当向动脉内注射栓塞剂时,病人的栓塞侧面部有麻胀灼热感,此时应告诫病人切勿乱动,应与医生良好配合。

(2)密切观察生命体征的变化,定时测量血压、脉搏、呼吸,根据血压及脉搏情况补充血容量及静脉给药。密切注意病人神志、瞳孔、肢体活动情况,手术室备解痉药物避免血管痉挛引起脑缺血。

(三)术后护理

(1)按血管性介入术后护理常规。

(2)密切观察病人生命体征、意识、瞳孔及肢体活动情况,并与术前相比较。注意病人有无头晕、头痛、张口受限、面部感觉减退或麻木、呕吐、失语、肌力下降、癫痫等神经系统症状,及时发现,对症处理。如面部麻木可给予解痉、热敷、心理暗示、分散注意力、减轻疼痛,一般术后三天症状可以减轻。

(3)给予吸氧,上心电监护,根据血氧饱和度的高低调节氧流量。

(4)病人应绝对卧床24小时,平卧引起腰背部不适时,行局部按摩。头部垫高枕,减轻脑血管的压力,防止鼻腔再出血误吸入气管。环境要安静,使病人得到充分的休息和睡眠,消除疲劳,增加活力,早日康复。

(5)每天用薄荷油点鼻2次,尽量避免打喷嚏或连续咳嗽,嘱病人不要擤鼻或屏气,以免引起颅内压增高。

(6)预防再出血

1)防止腹压增高:如剧烈咳嗽、打喷嚏及用力排便等。保持大便通畅,养成定时排便的习惯,及时给予镇静剂,控制剧烈咳嗽,咳嗽时要双手加压动脉穿刺部位,缓冲动脉压力,防止血栓脱落。

2)介入手术后三天可分次将填塞在鼻腔内的止血纱条抽取出,但不可一次性将所有纱条抽出。抽取纱条过程中边抽纱条边观察出血情况,如仍有出血不可将纱条全部抽出,由于随时可能再次出现大出血,因此抽取纱条应该在介入手术室由耳鼻喉科医生取,万一发生再出血可以紧急行颌内动脉栓塞术止血。

3)控制血压。

(7)并发症观察及护理

1)栓塞侧头面部疼痛:栓塞引起头面部组织缺血、缺氧而致缺血性疼痛。给病人创造安静的休养环境,注意观察疼痛的性质及程度,耐心解释疼痛原因,给予局部热敷或理疗,严重者遵医嘱使用止痛药。并适时采取心理暗示、技巧性交流等方法分散病人的注意力,以减轻疼痛,一般 3 日后疼痛将会缓解。

2）脑栓塞：潜在的颅内外血管吻合开放、栓子脱落、继发脑血栓形成等原因。应注意观察病人有无一侧肢体感觉活动障碍，有无神志及语言表达异常等，及时发现，及早治疗，避免给病人造成不必要的痛苦及医疗纠纷，以确保栓塞术治疗的效果。

3）面神经麻痹：栓塞中可能会造成面部毛细血管床闭塞，以致引起三叉神经、面神经支配区缺血性麻痹。表现为轻度面瘫、张口困难。可给予热敷、营养神经药及指导面部肌肉功能锻炼，用吸管给予高营养、高蛋白流质饮食。

4）发热：多为低热，可能是栓塞剂所致的吸收热或因鼻腔填塞后分泌物不能充分引流所引起。一般无须特殊处理，数日后或取出填塞物后低热会自行消退。若出现炎症所致的高热，应观察热型变化，给予额部冰敷，鼓励病人多饮水，同时严格执行无菌操作，切断感染途径，合理使用抗生素。

（四）出院宣教

（1）高血压性鼻出血者应保持环境安静、睡眠充足、情绪稳定，避免过度激动紧张，并遵医嘱服用降压药物，控制血压。

（2）先天性毛细血管扩张症致鼻出血者禁止挖鼻，不宜在阳光下暴晒，鼻腔干燥时可用少许油剂保持鼻黏膜润滑。

（3）患有心血管、血液和肝、肾疾病者要积极治疗原发病，避免过度兴奋与劳累，保持良好的心态，避免鼻出血再次发生。

（4）饮食指导：饮食宜清淡、富营养、易消化、忌辛辣刺激性食物、忌烟酒。同时应多吃水果、蔬菜，保持大便通畅，防止便秘所致腹压增高。当病人不再出血时，应鼓励其饮用含有电解质、蛋白质及热量的饮料，以补充循环血量、电解质，并增强体力。

（5）心理指导：将血管栓塞术后伴随症状及时间长短耐心细致给病人讲解，使其做到心中有数，能够积极配合治疗，保持乐观的态度，树立战胜疾病的信心。

第八节　颌面部血管瘤

一、概述

颌面部血管瘤是先天性良性肿瘤或血管畸形，多见于婴幼儿出生时或出生后不久，女性多于男性，颌面部血管瘤约占全身血管瘤的 60%。

二、病因

源于残余的胚胎或血管细胞。

三、临床表现及分类

临床表现为面部肿物，约黄豆大小，突出表面，皮肤色素沉着。随着肿瘤不断生长，范围可占据整个面部甚至侵犯眼睑，导致眼睑外翻，影响病人视力、外观；瘤体较大者可导致面部畸形，张口困难。

可分为毛细血管瘤、海绵状血管瘤及蔓状血管瘤。

四、临床检查

1.一般临床检查

血、尿、大便三大常规,肝、肾功能,出凝血时间等实验室检查;心电图。

2.影像学检查

X线;CT;MRI;超声检查。

五、介入治疗的适应证及禁忌证

(一)适应证

适用于各类颌面部血管瘤。

(二)禁忌证

(1)哮喘及有碘过敏史者。

(2)严重心、肝、肾功能不全者,如严重心力衰竭、冠心病者。

(3)具有全身严重出血倾向或出血性疾病者。

(4)穿刺局部有感染者。

(5)年老体弱者,严重脑动脉硬化及高血压病,且有出血可能者,应慎重考虑。

六、介入治疗

颌面部血管瘤的临床诊断比较容易,但其治疗一直是一个比较棘手的问题。传统的治疗方法很多,如手术、激光、冷冻、激素、鱼肝油酸钠硬化治疗等。由于颌面部结构的特殊性,发生在此部位的血管瘤多不宜手术,术后易造成形态及功能障碍;激光、冷冻等只适于表浅部位的血管瘤;激素对成年人不敏感;鱼肝油酸钠硬化剂注射后可引起组织血栓形成、组织肿胀,病人疼痛剧烈而限制其临床应用。选择性动脉栓塞术(TACE)治疗颌面部血管瘤,为该病治疗开辟了一条新的途径。经皮股动脉穿刺超选择插管至血管瘤供血动脉并进行栓塞,能选择性阻断供血动脉及其瘤床自身血运,防止侧支循环形成,控制肿瘤生长。故其既能作为术前预防性出血措施,也能作为一种根治性手段,用于手术难以奏效的颌面部血管畸形的治疗。

1.病人准备

同血管栓塞性介入常规准备。

2.器械药品准备

除常规血管性介入准备外,备栓塞剂吸收性明胶海绵、PVA、弹簧圈等。

3.手术步骤

在局麻下采用Seldinger技术穿刺股动脉成功后,将导管超选择性插入颈总动脉、颈外动脉起始处行双侧颈内与颈外动脉数字减影血管造影(DSA)检查,以确定血管瘤供血动脉,了解颈外动脉的解剖,与颈内动脉、眼动脉、椎动脉间有无危险的吻合支及有无血管畸形。确定供血动脉分支后,经导管注入2%利多卡因2ml,以防血管痉挛。然后,将导管进一步超选至供血动脉近端,注入造影剂观察导管头位置无误后注入栓塞剂(栓塞剂多为与造影剂混合的吸收性明胶海绵,可加用博来霉素)。注入血管栓塞剂应在X线屏幕监视下进行,栓塞结束的指征为供血动脉的血流明显减慢或出现逆流、停滞或反流以及颅内外循环危险吻合开放等,但术中应尽量保留颈外动脉分支主干。栓塞结束后再次做颈总动脉及颈外动脉各期造影与栓塞前进行比较；如果血管瘤位于眼睑处则在局麻下采用头皮针穿刺眼睑血管瘤后，缓慢注入造影剂约5ml 行 DSA 造影，造影可见明显引流静脉。术中将聚桂醇泡沫硬化剂约 4ml 经头皮针缓慢注入，术毕病人无明显不适，术毕拔管，病人安返病房。

七、护理

(一)术前护理

(1)同血管性介入术前护理常规。

(2)心理护理：由于颌面部血管瘤病人病史较长及面容毁坏导致病人自卑感强，护士应尊重病人，鼓励其勇敢地面对疾病、面对社会。向病人或家属讲解栓塞术简要过程和目的，消除其恐惧、紧张心理，还可通过同类病人术前、术后的照片或现身说法来解除病人的疑虑，增强其对手术过程的信心，以赢得病人的最佳配合，保证手术的顺利进行。

(3)体位训练：手术体位采取平卧位，造影时病人必须保持不动，否则会影响到成像的清晰度。术前指导病人练习将枕头垫于肩部，头尽量后仰，可增强介入手术过程中因特殊体位而带来不适的耐受性。向病人讲述卧位的重要性，让其练习床上排便，教会病人术后咳嗽、排便时需用手紧压伤口，避免腹压增加，以减少手术并发症。

(4)记录病人的神志状况、瞳孔大小及生命体征。记录病人肢体活动及足背动脉搏动情况，以便作为术后观察对照，能够及时发现是否有股动脉血栓形成。

(5)避免压迫、撞击患侧，导致血管瘤破裂出血。

(二)术中护理

(1)做好解释工作，交代注意事项。特别是向动脉内注射造影剂时会有一过性的头面部发烧感，此时切勿乱动，应与医生相互配合，以取得良好疗效。

(2)当栓塞过程中出现疼痛时，除应用镇痛药外，还应耐心细致地做好解释工作，鼓励病人配合治疗。

(3)建立静脉通道，给予吸氧及心电监护。

(4)向动脉内注入造影剂时，注意病人的神志、面色、脉搏、呼吸有无异常及注射侧的球结结膜有无充血，必要时测血压。如出现意识、呼吸障碍或癫痫大发作，应立即通知医师停止操作，及时处理。

(5)如病人为婴幼儿应注意镇静和制动。

(三)术后护理

(1)同血管性介入术后护理常规。

(2)密切观察病人生命体征、意识、瞳孔及肢体活动情况。注意病人有无头晕、头痛、呕吐、失语、肌力下降、癫痫等神经系统症状，同时应严密观察血压的变化。

(3)注意观察血管瘤瘤体有无出血、缩小及颜色的变化，局部黏膜有无坏死征象，栓塞部位有无疼痛、肿胀等不适。对于栓塞部位水肿时，局部可用 50％硫酸镁湿敷，每日 2 次，每次 30 分钟；瘤体表面如有出血可用肾上腺素棉球轻压止血。

(4)加强皮肤护理，保持头面部清洁。

(5)防止腹压增高动作(如打喷嚏、咳嗽及用力排便)。打喷嚏、咳嗽时要双手加压动脉穿刺部位,缓冲动脉压力,防止血栓脱落。必要时给镇咳药;保持大便通畅,养成定时排便的习惯。

(6)栓塞综合征的观察及护理

1)缺血性疼痛:因为血管瘤瘤体巨大,栓塞供血动脉后,瘤体组织逐渐缺血坏死,所以栓塞术后均伴有长期剧烈疼痛。护士应积极了解病人的思想状况,及时解除其思想顾虑,并通过交谈、分配病人一些细小的工作、游戏等方式分散病人注意力,以缓解疼痛。疼痛剧烈者,可给予镇痛药。

2)恶心、呕吐:由造影剂刺激引起,在数天内可自行缓解。

3)发热:多为低热,可能是栓塞剂所致的吸收热,一般无须特殊处理,数日后会自行消退。若出现炎症所致的高热,应观察热型变化,给予额部冰敷,鼓励病人多饮水,同时严格执行无菌操作,切断感染途径,合理使用抗生素。

(7)并发症的观察及护理

1)误栓:密切观察病人四肢活动情况及有无语言功能障碍,防止栓子逆流入颈内动脉引起脑梗死。

2)张口受限:给予高蛋白、高热量、高维生素的流质饮食,保持口腔清洁,预防感染,可给予复方硼砂溶液漱口。

(四)出院宣教

(1)与病人建立良好的护患关系,鼓励病人进行适当的化妆和修饰,尽可能改善自身形象。

(2)较大的血管瘤不易彻底清除,易复发。因此,出院时嘱咐家属或病人定期复查,如有特殊情况随时就诊。

(3)饮食指导:忌辛辣刺激性食物。

第九节　甲状腺功能亢进症

一、概述

甲状腺功能亢进症简称甲亢,是指多种原因引起甲状腺激素分泌过多所致的一组常见内分泌疾病。患病率约为 0.5%。

二、病因

甲亢是在遗传基础上因精神刺激等应激因素作用而诱发自身免疫反应所致,最常见的原因是弥漫性毒性甲状腺肿(Graves 病),占全部甲亢的 80%～85%。

三、临床表现及分类

甲亢的典型临床表现为:

(1)甲状腺激素分泌过多综合征:如怕热、多汗、神经过敏、焦躁易怒、失眠不安;心悸、心动过速、心律失常;食欲增加、消瘦等。

(2)甲状腺肿大,并闻及血管杂音。

（3）突眼：严重病例会出现甲亢危象。

甲亢分原发性和继发性两种。原发性甲亢症，即 Graves 病（弥漫性甲状腺肿伴甲状腺功能亢进症，又称突眼性甲状腺肿）最常见，尤以 20～40 岁女性多见；继发性甲亢，为继发于某种疾病所致。

四、临床检查

1.一般临床检查

血、尿、大便三大常规，肝、肾功能，出凝血时间、甲状腺功能、BMR 等；心电图。

2.影像学检查

甲状腺超声。

五、介入治疗的适应证及禁忌证

（一）适应证

（1）内科抗甲状腺治疗无效或有严重不良反应者，如药物过敏、粒细胞减少等。

（2）经长期、系统的抗甲状腺药物治疗，甲亢病情反复或无效的顽固性甲亢者。

（3）行放射性[131]I 治疗或手术切除治疗指征不明显或有禁忌证者。

（4）甲状腺重度弥漫性增大，有手术切除指征，但难以用药物做好术前准备者。

（5）有外科手术指征，但病人不愿接受外科手术；外科手术复发者。

（6）无法保证定时服药，或不愿长期服药，又希望迅速控制病情者。

（二）禁忌证

（1）严重心、肝、肾功能不全，严重高血压未能控制及全身情况严重衰弱者。

（2）碘过敏者。

（3）穿刺入路的动脉闭塞或局部皮肤有疾患的病人。

六、介入治疗

甲亢的常规治疗包括抗甲状腺药物、手术及放射性 131I 治疗，都有一定疗效，但各有利弊。近几年来，用介入疗法治疗甲亢取得了显著效果。此疗法于 1994 年由俄罗斯专家 balkin 率先开展，他为介入栓塞治疗甲亢开辟了一条新途径。

甲状腺血液循环丰富，其血供主要来源于双侧甲状腺上动脉及甲状腺下动脉。在甲状腺上下动脉之间、上下动脉与咽喉、气管及食管动脉分支之间存在着广泛的交通支。即使手术全部结扎甲状腺的上、下动脉，残存的甲状腺和甲状旁腺也不会缺血。因此，通过栓塞双侧甲状腺上动脉或加上一侧甲状腺下动脉，可达 700%～80% 的栓塞体积，达到手术切除甲状腺而不会发生甲状腺功能低下或出现甲状旁腺功能障碍的目的。甲状腺功能亢进症的介入治疗，即经皮股动脉穿刺选择性甲状腺动脉栓塞术，原理是通过采用数字减影血管造影技术超选择性栓塞甲状腺动脉，阻断甲状腺组织血供，使部分甲状腺组织缺血和产生化学性炎症坏死及纤维化，以达到类似次全切除甲状腺的目的。较以往的外科手术治疗具有创伤小、定位准确、康复快、效果明显、费用低、可保留甲状腺等优点，也可减轻内科保守治疗中病人不能坚持长期服药或不宜长期服药的痛苦。

1.病人准备

同血管性介入术前准备。

2.器械和药品准备

同常规血管性介入器械和药品、另备抢救药品。

3.手术步骤

穿刺点局部消毒铺孔巾,应用 Seldinger 技术,经股动脉穿刺引入导管,在电视监视下选择性行双侧甲状腺上动脉和甲状腺下动脉插管并造影,明确甲状腺动脉的走向、形态、分支以及甲状腺的供血情况,然后分别经导管在每一条甲状腺动脉内注入末梢型栓塞剂如 PVA 颗粒。PVA 可永久性栓塞细小甲状腺动脉,吸收性明胶海绵颗粒较大不能到达末梢水平栓塞,且可吸收再通,一般用于甲状腺手术术前栓塞。透视下观察甲状腺动脉栓塞的情况,直至细小动脉分支闭塞,造影证实甲状腺腺体染色消失为止。然后测量该支动脉干的直径,选用合适的不锈钢弹簧圈栓塞该支动脉主干,再次造影证实。常规栓塞双侧甲状腺上动脉,必要时加栓单侧或双侧甲状腺下动脉,可根据造影中甲状腺染色的多少及供血情况而定。

七、护理

(一)术前护理

(1)同血管性介入术前护理常规。

(2)心理护理:甲亢病人性情急躁,容易激动,极易受环境因素的影响,对手术的顾虑较多,要体贴、关心病人,耐心倾听病人的主诉。向病人介绍介入栓塞疗法的优点、术中及术后可能出现的反应及应对措施,使病人做好充分的心理准备,消除紧张、恐惧心理,更好地配合手术治疗。亦可通过手术成功病人的现身说法,有利于病人消除顾虑,树立战胜疾病的信心。

(3)病室环境:病人基础代谢率增高而怕热,因此,需安排安静凉爽的环境,保持病室安静和轻松和蔼的气氛。建议白天适当活动,避免精神紧张和注意力过度集中,保证夜间充足睡眠。

(4)卧位:睡眠时垫高枕头侧卧,颈部微屈位,以减轻肿大的甲状腺对气管的压迫。

(5)眼部的护理:甲状腺素分泌过多而致浸润性突眼,病人感觉眼部胀痛、畏光、视物疲劳。指导病人保护眼睛,预防眼睛受到刺激和伤害,必要时可用抗生素滴眼液或 0.5% 氢化可的松液滴眼,以减轻眼局部刺激症状。晚上睡觉时抬高头部,带眼罩或用纱布覆盖眼睛,每日做眼球运动以锻炼眼肌,改善眼肌功能。眼睛勿向上凝视,以免加剧眼球突出和诱发斜视。外出时戴深色眼镜,减少光线和灰尘的刺激,避免暴露于易感染的环境。

(6)做好术前准备以减少术后并发症的发生。病人心率＞100 次/分时使用普萘洛尔使心率＜90 次/分;手术病人术前口服抗甲状腺药物使甲亢症状缓解和稳定;口服卢戈液每次 10～16 滴,每日 3 次,使基础代谢率≤20%。

(7)特殊体位的训练:指导病人练习将枕头垫于肩部,头尽量后仰,可提高病人对介入手术过程中因特殊体位而带来不适的耐受性。

(二)术中护理

(1)当病人进入介入治疗室后,应热情接待病人,做好病人的解释工作,解除紧张情绪及恐惧心理,取得病人信任。在为病人调整体位、进行准备工作的同时要详细介绍仪器的用途、手术时间及过程、术中医生的指导语和应答方法、手术中可能出现的感觉,如注射造影剂时有温热感,栓塞时可能出现的疼痛.恶心等反应。使病人有心理准备,能够与医生配合。对不能消除紧张情绪者,可肌内注射地西泮 10mg。

(2)病人体位摆放正确,协助医生暴露手术野。再次观察手术厕足背动脉搏动情况,并做好记录,及时反馈病人生命体征的情况。对病情较重者应建立静脉通道并保持通畅,确保意外时用药抢救。

(3)栓塞前向靶动脉内注入 1‰罂粟碱 5ml 预防血管痉挛,然后在 X 线监视下缓慢注入栓塞剂,避免栓塞剂反流入颈内动脉导致眼动脉、脑动脉等异位栓塞。

(三)术后护理

(1)同血管性介入术后护理常规。

(2)密切观察病人生命体征、意识、瞳孔及肢体活动情况。

(3)观察穿刺部位有无淤血、渗血、出血,如出现血肿应行冷敷。防止腹内压力增高时造成穿刺部位出血。指导病人咳嗽时用双手按压动脉穿刺部位,缓冲动脉压力,防止血栓脱落。保持大便通畅,养成定时排便的习惯。

(4)饮食指导

1)由于甲状腺位于会厌部前,为减少术后局部充血,术后 6 小时内禁食,术后 2 日内禁热饮食,可给予流质或半流质饮食,以后改为普通饮食。

2)由于病人的基础代谢率高、蛋白质分解加速而致消瘦、腹泻,应给予高碳水化合物、高蛋白、高维生素食物,如牛奶、鸡蛋、瘦肉、禽类、水果、蔬菜(低纤维素蔬菜,如黄瓜、西红柿)、豆制品等。以每日 3～6 餐,餐间辅以点心为宜,主食应足量。

3)每日饮水 2000～3000ml,以补偿因腹泻、大量出汗及呼吸加快引起的水分丢失。

4)忌高碘、生冷及增加肠蠕动及导泻的食物,忌饮酒、咖啡、浓茶;忌食辛辣、刺激性强或粗纤维食物。慎用卷心菜、甘蓝等易致甲状腺肿的食物。适当补充维生素(复合维生素 B)及矿物质。

(5)栓塞综合征的观察及护理

1)颈前部及咽喉部疼痛、声音嘶哑、下颌痛、牙痛:主要是由于甲状腺动脉栓塞区持续缺血,腺泡细胞肿胀坏死所致;甲状腺上动脉和下动脉各发出分支供应食管、气管,当侧支循环建立后症状会减轻。一般术后 1 周会出现颈前区明显疼痛,吞咽时加重,严重者影响进食。疼痛剧烈时可放射至头部,故护士应耐心解释引起疼痛的原因、听取病人的主诉、及时对疼痛进行评估并根据疼痛的程度使用镇痛剂,以减轻病人痛苦,促进睡眠。可给予地塞米松雾化吸入消肿、镇痛,抗生素预防感染,并静脉补充能量,一般术后 2～4 日疼痛缓解或消失。

2)恶心、呕吐:为造影剂反应,解释呕吐的原因,呕吐时让病人头偏向一侧,声音嘶哑可逐渐恢复,不需特殊处理。

3)发热:甲状腺动脉栓塞后,部分甲状腺组织缺血、坏死可产生吸收热。在 37.5～39℃ 之间,经物理降温处理后,2～4 日内可恢复正常。部分病人不引起体温升高。

(6)并发症的观察及护理

1)局部肿胀:甲状腺动脉内注入栓塞剂后发生化学性炎症所致。护士应注意测量颈围 3

次/日,并作好记录,以便与术前比较,观察有无因颈部肿大压迫气管而引起的呼吸困难,床边备气管切开包和吸痰器,肿胀灼热感明显者给予吸氧和局部冰敷。

2)心律失常:栓塞甲状腺动脉后,甲状腺组织因缺血、坏死,大量释放甲状腺激素入血所致,严重者可发生甲亢危象。因此,对于长期服用抗甲状腺药物的病人,术后不能立即停药,应继续按原剂量甚至加大剂量服药一段时间后,再根据血中 T3、T4 值的变化逐渐减量直至完全停药。出现心率加快时可给予普萘洛尔等 β 受体阻断药对症处理,并常规服用丙硫氧嘧啶以抑制 T4 向 T3 的转化,控制症状。发生甲亢危象时要应用氢化可的松等糖皮质激素类药物迅速控制病情,以防发生生命危险。

3)异位栓塞:如果动脉穿刺口内有血栓形成,栓子可被动脉血流冲脱,可能到达肢体远端,甚至可能发生肺栓塞、脑栓塞。因此,术后 24 小时内严密观察生命体征及神志、尿量的变化,前 3 小时每 1 个小时测血压、脉搏、呼吸 1 次,如无异常可改为每 2 小时 1 次。观察下肢的血液循环情况,如皮肤色泽、湿度,足背动脉搏动,肢体有无疼痛、麻木等。

4)急性颈淋巴结炎:由于栓塞过程有时累及咽升降支动脉所致,反应性的颈淋巴结炎及咽喉呈急性咽炎样,且伴有高热,颈部皮肤潮红,双侧甲状腺区痛,咽喉痛,胸背部出现皮疹,巩膜轻度黄染。可使用抗炎、抗过敏及护肝药等对症治疗。

5)甲状旁腺低下症:供应甲状旁腺的部分血流被栓塞阻断后,甲状旁腺的血流供应有时会受到影响而发生短暂的功能低下,因此应经常询问病人有无头面部四肢麻木,并密切观察有无出现抽搐、窦性心动过缓、少语、动作缓慢、厌食、腹胀、便秘、记忆力减退等甲减症状。给予改善微循环、补钙、口服左甲状腺素片,并定时监测血清钙值。

6)肾功能衰竭:造影时短时间内注射大量碘剂,可能会加重肾脏负担,引起尿量减少,甚至肾衰。术后一周内应观察尿量、尿色、尿的气味及透明度,并根据医嘱常规输液,每天输液量 1500ml 以上,并嘱病人多饮水,以利碘剂排出。

7)甲亢危象:由于双侧甲状腺上动脉被栓塞,导致甲状腺腺泡破坏,大量甲状腺素释放入血,导致甲亢危象,多见于术后 1～3 天。表现为烦躁、谵妄、呕吐、恶心、高热、血压高和心率快。给予吸氧、镇静、降温、服用丙硫氧嘧啶(逐渐减量)及泼尼松(必要时需加服普萘洛尔),加强安全防护,防止发生坠床等意外情况。

(四)出院宣教

(1)坚持按医嘱继续服用抗甲状腺素药物,定时门诊复查甲状腺功能,并调整用药剂量,逐渐减量直至停药。

(2)注意休息:应保持休养环境安静,避免噪音等不良刺激,加强自控,防止情绪激动。

(3)指导病人每日清晨卧床时自测脉搏,定期测量体重,如出现脉搏减慢、体重增加则是治疗有效的重要标志。每隔 1～2 个月门诊随访作甲状腺功能测定,以巩固疗效并降低本病的复发率。

参考文献

[1]杨建勇,陈伟.介入放射学临床实践[M].北京:科学出版社,2002.

[2]徐润华,徐桂荣.现代儿科护理学[M].北京:人民军医出版社,2003.

[3]李民驹,唐达星,周银宝,等.中晚期肾母细胞瘤术前介入治疗的临床研究[J].中华小儿外科杂志,2001,22(1):10-13.

[4]李家平,郭文波,杨建勇,等.术前介入治疗对肾母细胞瘤细胞增殖和凋亡的影响[J].中华小儿外科杂志,2002,23(3):205-207.

[5]张芹.综合护理干预先天性肾积水患儿围手术期效果观察[J].吉林医学,2012,33(7):1551-1552.

[6]秦增辉,刘凡,项敏,等.儿童先天性肾盂输尿管连接处梗阻的介入治疗[J].放射学实践,2002,17(1):72.

[7]程琳,郭汉萍,张禹.小儿先天性肾盂输尿管连接部梗阻介入治疗的围手术期护理 32 例[J].中国实用护理杂志,2005,21(19):31.

[8]张宜,黄东生.儿童肝母细胞瘤的诊断及临床分型标准[J].中国小儿血液与肿瘤杂志,2015,20(4):170.

[9]陈孝平,汪建平.外科学[M].第 8 版.北京:人民卫生出版社,2013.

[10]苟丽,吕阳.小儿肾积水围手术期护理[J].护士进修杂志,2011,26(8):728-729.

[11]郭启勇.介入放射学[M].第 2 版.北京:人民卫生出版社,2005.

[12]张丽红.介入性治疗护士应具备的综合素质[J].中国社区医师:医学专业,2008,10(18):154-155.

[13]唐孟俭,覃志英,等.介入放射学的辐射防护[J].职业与健康,2015,31(15):2150.

[14]胡德英,田莳.血管外科护理学[M].北京:中国协和医科大学出版社,2008.

[15]王金龙,凌锋,等.介入辐射防护设备及其维护[J].放射学实践,2004,19(1):72-73.

[16]韩新巍.介入治疗临床应用与研究进展[M].第 3 版.郑州:郑州大学出版社,2012.